花
千
樹

生命倫理專題：人工生殖科技

下

區結成醫生　編
盧妙融、江萬里　著

目錄

第三章
複製人，有這一天嗎？

第四章
生命從什麼時候開始？

第一章

缺陷胎兒的
去或留？——淺談
產前基因檢測

人工生殖科技（assisted reproductive technology）幫助不育夫婦達到生育目的原是正面的。可是，基因科技用於人類生殖的倫理爭辯的關鍵不在於結果的成敗，而是過程中衍生出來的種種道德問題。就在大家以為這技術能輔助孕婦解決不育夫婦的困擾時，科技同時容許父母選擇胚胎性別，篩選個人喜愛的特徵等超越自然的操縱和支配，各道德疑慮和輿論批評漸漸浮上枱面。

基因與遺傳病

基因與染色體

　　人是獨一無二的個體，每個人有不同的外貌特徵是因為每個人擁有不同基因。要了解人類的特徵如何由父母遺傳到下一代，我們必須認識遺傳學的基礎理論──基因與染色體。

　　基因（gene）是由 DNA 化學鏈組成，位於染色體（chromosome）上特定的位置，決定特徵的基本遺傳單位。每條染色體包含許多基因（見圖 1.1）。人類基因組有 23 對，共 46 條染色體，每一對中，一條來自母親，另一條來自父親，即在人類基因組中，有 23 條染色體遺傳自母親，另外的 23 條遺傳自父親。第 1 至 22 號染色體按

照長短和型態比例排列，為男性和女性均有的染色體，稱為常染色體（autosome）。最後一對是決定性別的染色體，稱為性染色體（sex chromosome）。女性有兩條 X 染色體，男性則有一條 X 和一條 Y 染色體（見圖 1.2）。由於孩子的染色體均來自父母，所以父母的特徵，如外貌、血型能夠遺傳到下一代。

圖 1.1　基因與染色體

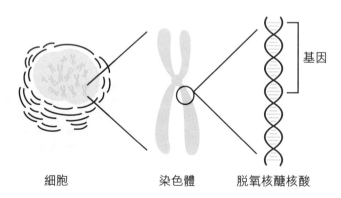

細胞　　　　　染色體　　　脫氧核醣核酸

圖 1.2　男女染色體

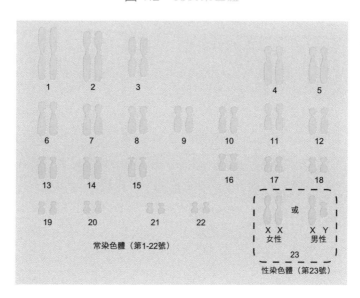

遺傳病的種類

　　除了父母的特徵外，一些疾病有可能由父母遺傳到下一代。醫學上，遺傳病主要分為三類：[1]

1　衞生署醫學遺傳服務中心，〈遺傳病知多少〉。取自 https://www.dh.gov.hk/tc_chi/main/main_cgs/files/Know_more_genetic_diseases_chi.pdf。

1. 染色體異常（chromosomal abnormality），指染色體之數目或結構出現異常而導致健康及發育問題的遺傳病，例如唐氏綜合症（Down syndrome）。

2. 單基因疾病（monogenic disease），指個別遺傳基因出現異常而導致的病，如地中海貧血（thalassemia）和血友病（haemophilia）。這些病依照特定的遺傳模式由上一代傳給下一代。

3. 多種因素形成的疾病（polygenic disease），指遺傳因素加上環境因素[2]所造成的疾病，如普遍的癌症（cancer）、糖尿病（diabetes mellitus）等（見圖 1.3）。

　　現時的醫學發展已可以讓父母在產前透過基因檢測，預知胎兒患遺傳病的風險。不過，並非所有的遺傳病皆可透過基因檢測確診，詳見本章下文。

2　環境因素泛指起居飲食、運動量、吸煙、酗酒等生活習慣。

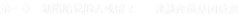

圖 1.3　健康受基因和環境的相互影響

染色體異常或
單基因疾病
• 地中海貧血
• 肌肉萎縮症

多種因素形成的疾病
• 糖尿病
• 癌症
• 高血壓

遺
傳
因
素

100%

50%

0%

外在環境

遺傳基因

0%　　　　　　50%　　　　　　100%

環境因素

意外傷害
• 交通意外
• 自然災害

殘疾缺陷

　　殘疾缺陷種類繁多，包括聽障、視障、肢體傷殘、
言語障礙、長期病患、特殊學習困難等。當中有先天性
因基因突變而導致殘疾，亦有些是出生後因意外、環

境或個人因素而導致殘疾。因應有關功能的缺損程度，殘疾患者會遇上輕微至嚴重的日常不便，於職場上找一份安穩的工作較困難。世界衛生組織（World Health Organization）估計全球有超過十億人，相當於全世界約 15% 的人口，患有各種形式的殘疾缺陷。[3] 初生嬰兒一出生患有先天性畸形或殘疾缺陷並不罕見，全球約有 3-6% 的嬰兒出生時便有先天缺陷。單在中國，每年便約有九十萬患有先天性畸形的初生嬰兒出生。[4] 其中，三分一在出生後不久便去世，三分一未能康復驟變為終身殘疾，為家庭帶來沉重的精神和經濟負擔。這些數據令產前檢測顯得尤其重要，因為透過檢測可以知道胎兒是否有先天性因基因突變而導致的殘疾缺陷。

3   世界衛生組織，〈殘疾與健康〉。取自 https://www.who.int/zh/news-room/
     fact-sheets/detail/disability-and-health。

4   中華人民共和國衛生部，《中國出生缺陷防治報告（2012）》。取自 http://
     www.gov.cn/gzdt/att/att/site1/20120912/1c6f6506c7f811bacf9301.pdf。

小知識

種族與健康

人類健康、預期壽命與疾病發生率會隨著不同種族而有不同。例如，鐮狀細胞貧血症（sickle cell anemia）為遺傳隱性血液疾病，患者的紅血球由正常圓形變得如同新月或鐮刀形，失去彈性，經常阻塞在微血管內壁，阻擋血液流入重要器官。這疾病較常見於非洲裔，受影響的患者大多出現嚴重病徵。在非洲，每100,000 名嬰兒中有 1,125 名患有鐮狀細胞貧血症，相比歐洲每 100,000 名中有 43.12 名患者為高。[5]

囊腫性纖維化（cystic fibrosis）是另一例子。患者細胞分泌太多黏性物積聚於器官內，影響呼吸系統和消化系統。這疾病常見於歐洲裔血統種族，於其他種族

5 Wastnedge, E., et al. (2018). The global burden of sickle cell disease in children under five years of age: A systematic review and meta-analysis. *Journal of Global Health, 8*(2), 02113.

中較為罕見。當中，約每 2,500 名歐洲裔新生兒中便有
1 人患病，較非洲裔約每 17,000 名和亞洲裔每 31,000
名中有 1 人患病為高。[6]

「飲酒臉紅」是亞洲裔常見的酒精反應，每三名亞洲裔
便有一名酒後出現面紅的表徵，比例遠較歐洲裔或非
洲裔種族高。英文又稱為 Asian Flush 或 Asian Glow。
坊間一般認為飲酒臉紅是血液循環良好，散酒的表
現，這卻是錯誤的說法。臉紅是表明身體缺乏分解酒
精的酵素，未能有效地代謝酒精，引致臉紅反應。[7]

6   Genetic Home Reference, United States National Library of Medicine.
    (2012). *Cystic fibrosis*. Retrieved from https://ghr.nlm.nih.gov/condition/
    cystic-fibrosis#statistics

7   Brooks, P.J, et al. (2009). The Alcohol Flushing Response: An
    Unrecognized Risk Factor for Esophageal Cancer from Alcohol
    Consumption. *PLoS Med. Mar; 6*(3): e1000050.

二、臨床檢查

　　從計劃生育到成功懷孕，準媽媽的腹部會隨著懷孕週數增加而漸漸凸出。嬰兒出生後，媽媽的腹部變回原來的模樣。在整個過程中，準父母在心理上難免有不少轉變，但唯一不變的是對孩子美好的寄望和祝福。懷孕固然快樂，肚裡的胎兒卻像一個神秘的黑盒，充滿未知數，令準父母感到焦慮。

計劃生育：孕前準備

　　母親的健康直接影響嬰兒，因此計劃生育前的準備及檢查十分重要。準父母應進行詳細的身體檢測，戒除不利健康的生活習慣，例如吸煙、喝酒、偏食等，把影響胎兒健康發育的風險減到最低。近年，婚前身體檢查非常普遍，幫助預備組織家庭的伴侶全面了解個人健康

狀況及家族遺傳病史。一般來說，婚前檢查包括血液常規測試，檢驗德國麻疹、地中海貧血、乙型肝炎、梅毒及愛滋病等五個主要項目。若其中一方患有遺傳病或帶有遺傳疾病的基因，準父母可盡早尋求專業協助，接受治療及籌備合適的生育計劃，為下一代的健康提供最大的保障。

產前護理不只是單次簡單的母嬰健康檢查，而是一連串的密集檢查項目，以跟進準媽媽的健康及胎兒的成長。由籌備生育開始，到成功懷孕後的產前檢測、懷孕後期的分娩安排，甚至胎兒出生後的產後護理（見圖1.4），對很多新手爸媽來說並不容易。

圖 1.4　產前護理流程

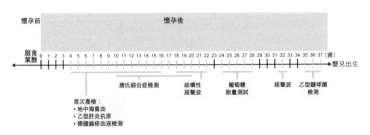

成功懷孕：產前檢測

在介紹不同的產前檢測前，我們需要釐清兩種臨床檢查的性質和不同之處。

篩查測試

第一類是篩查測試（screening test），目的是從看似健康、沒有症狀的人群中進行檢測，找出高風險罹患疾病的人。普遍按性別及年齡組別劃分某特定群組，例如產婦、剛出生的嬰兒等。

診斷測試

第二類是診斷測試（diagnostic test），目的是幫助在篩查測試被界定為「高危」或「高風險」的群組，進行更準確的檢查。由於診斷程序通常帶有風險，所以不是所有人都適合進行診斷測試。

表 1.1 「篩查」及「診斷」測試的區別

	篩查測試	診斷測試
對象	沒有病徵的健康群組	在篩查測試中被界定為「高風險」的群組
目的	識別高風險患病的人士，以便及早治療，主動預防疾病	利用臨床診斷確定高風險患病的人士是否患病
潛在風險	普遍利用血液、其他體液或細胞進行檢測，醫療程序的潛在風險較低	臨床診斷方法利用入侵性方法取出細胞組織，進行病理化驗，醫療程序潛在風險較高
準確性	篩查結果並非 100% 準確	診斷結果準確

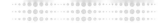

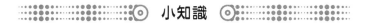

小知識

臨床篩查與診斷應用實例

例子一：大腸癌篩查計劃

大腸癌是香港最常見的癌症，[8] 患者的平均年齡為五十歲以上，每年超過二千人死於此症。大腸癌的風險因素主要與不良的生活和飲食習慣有關，包括進食大量紅肉和加工肉，吸取纖維不足及缺乏運動，令腸道蠕動得較慢，引致排便不良。當殘餘食物逗留在腸道的時間較長，便會增加形成瘜肉的機率。瘜肉未能及早處理更有可能惡化，演變成大腸癌。早期大腸癌是沒有明顯的病徵，令人不為意身體出現變化。當患者意識到身體出現毛病到醫院檢查時，病情已發展到晚期。

香港衞生署於 2016 年 9 月展開大腸癌篩查計劃，針對

8. 香港癌症白料統計中心，《2017 年香港十大常見癌症》，取自 http://www3.ha.org.hk/cancer/area.asp?ke

五十至七十五歲及沒有病徵的香港居民進行檢測。參加者會首先進行大便隱血篩查測試，以工具採集少量大便樣本作化驗，了解大腸是否有異常出血。若樣本沒有帶血絲，即顯示大腸健康屬於正常。若樣本帶有血絲，即顯示大腸有異樣，可能有大腸瘜肉或發炎、胃腸潰瘍、痔瘡等問題，病人必須作進一步診斷檢查。

醫生需要透過結腸內視鏡 [9]（又名大腸內窺鏡）檢查及診斷大腸內壁是否有細小的瘜肉。檢查期間，醫生會直接取出懷疑組織進行化驗及切除有可能出現的大腸瘜肉，避免其演變成癌症。萬一不幸地錯過黃金治療機會令病變發展成癌症，病人便不得不接受外科切除手術，防止癌細胞擴散和轉移至身體其他部位。當然，腫瘤切除手術有一定的風險。同樣，切除手術後的護理更不可忽視。

9　結腸內視鏡是一根於末端裝有鏡頭的軟管，可直接檢視大腸內壁的情況。結腸鏡檢查存在風險，包括對麻醉藥過敏反應、瘜肉切除引致出血、感染等。

例子二：初生嬰兒遺傳代謝病篩查

遺傳代謝病（inborn errors of metabolism）是由基因突變或遺傳的基因缺陷導致。香港每約四千名嬰兒中便有一名患有代謝病。[10] 代謝病初期沒有明顯症狀，如嘔吐、呼吸困難等，故不能單憑表徵判斷初生嬰兒是否患病。

2008 年，香港一名十四歲男孩因嚴重嘔吐需要立即入院治療。數小時後，男孩情況不但未有好轉，更需要入住深切治療病房及接受氣道插管。三日後，男孩出現併發症，最終搶救不治。後來，經過屍體基因鑑定確定男孩患有罕見先天性代謝病。由於男孩病徵不明顯，導致疾病未能及時發現，錯過治療的黃金時機。[11]

10. Chong, S. C., et al. (2017). Expanded newborn metabolic screening programme in Hong Kong: A three year journey. Hong Kong Medical Journal, 23(5), 489-496.

11. Lee, H. C., et al. (2010). Role of postmortem genetic testing demonstrated in a case of glutaric aciduria type II. Diagnostic Molecular Pathology, 19(3), 184-186.

透過遺傳代謝病篩查計劃，醫生從剛出生的嬰兒腳底抽取數滴血液樣本進行檢查，評估嬰兒是否患有罕見且可治療的先天性代謝病。如血液篩查結果呈陽性反應，則代表嬰兒患有代謝病的風險較高，應立即轉介到兒科進行臨床評估，並接受進一步診斷性跟進。當確定嬰兒患有代謝病時，醫生可以盡早利用藥物治療或飲食管理減慢代謝病對身體的損害。

1. 常規產前護理服務

成功懷孕後，父母理所當然期望孩子健康成長，欣然接受產前檢測以確保母嬰健康。

香港醫院管理局提供一套完善的產前護理服務，在孕婦整個懷孕及生產過程照顧孕婦。首次產前檢測通常在懷孕第十至十三週進行，主要包括個人及家族病歷檢查、過往的懷孕及生產紀錄、體格及婦科檢查，以便因

應需要安排最合適的護理。

　　除了常規的抽血檢查，孕婦可透過產前超聲波掃描（antenatal ultrasound）檢查胎兒主要器官結構及成長發展，例如顱骨、嘴唇、脊柱、心臟、肺、四肢和胎兒性別等。科技進步令影像掃描超越 2D 平面的局限，現市場上更出現 3D 立體超聲波和 4D 動態立體超聲波。在正常情況下，超聲波掃描不含輻射，對孕婦和胎兒沒有傷害。在懷孕期間，假若發現胎兒器官結構有異常，如嘴唇沒有正確地成形，出現兔唇與唇顎裂的現象，產科醫生及父母能夠聯同整形外科及兒科醫生，預先了解胎兒的缺陷，有助父母安排胎兒出生後所需要的矯形手術。儘管嬰兒患有先天性的缺陷，但在牙科及言語治療的配合下，唇裂與唇顎裂患者的外觀以及在學習發展方面跟同年朋輩表現無異。

　　尿液測試亦是常規的產前檢測之一，目的是想檢驗孕婦小便中有沒有糖分和蛋白。如尿液帶有糖分或蛋

白，即表示孕婦有可能患有妊娠糖尿病或毒血症。如未能及時作出跟進和施行適當的治療，有可能對孕婦和胎兒的健康構成嚴重影響，例如早產、胎兒過重等問題。適當的運動及飲食控制有助於預防妊娠疾病。

2. 產前基因檢測

產前基因檢測早於二十世紀七十年代出現，目的是確保孕婦健康，檢查胎兒是否患有結構異常、遺傳疾病等病症。

基因檢測是否有效，必須從具體的疾病、科學證據及數據來判斷。染色體異常和單基因疾病是因基因突變而引起的，與環境並沒有關係，所以可以通過檢測確診。例如孕婦可以透過產前檢測確認胎兒的基因組中是否多出一條第 21 號染色體，從而知道胎兒是否患上唐氏綜合症。多種因素形成的病，例如高血壓、心臟病、皮膚病等，雖然與基因有關，但是眾多的後天環境因素，

譬如暴飲暴食、吸收過多鹽分是引起疾病的催化劑，基因檢測不能準確地預測和確診這些疾病。

目前，基因檢測仍在發展階段，一般無法確定一個人是否會出現病徵，或症狀的嚴重程度。換句話説，檢測適用範圍有限，未能廣泛應用於各種疾病。在香港，唐氏綜合症篩查服務是恆常產前檢查服務中的一項重要檢測。

唐氏綜合症篩查服務

唐氏綜合症（Down syndrome），簡稱唐氏，是遺傳病中最常見的一種，每七百名嬰兒中就有一名出生時患有唐氏綜合症。唐氏是因在細胞分裂時，第 21 號染色體發生偶然異常的突變，出現額外一條染色體。換句話説，唐氏患者擁有三條 21 號染色體（見圖 1.5）。2011年，聯合國將 3 月 21 日定為「世界唐氏綜合症日」，希望提高大眾對唐氏的認識。

圖 1.5　擁有三條 21 號染色體的唐氏患者

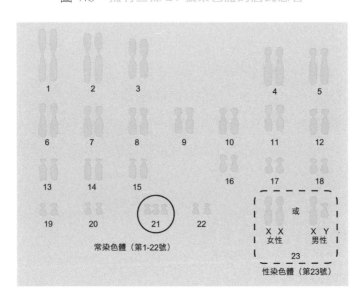

唐氏兒童生長速度遲緩、有學習障礙，智商程度有輕度、中度、重度、極重度之分。透過耐心的重複教育和特殊照顧，部分唐氏兒童能夠入讀普通主流學校，與正常兒童無異。他們亦有較多健康問題，如先天性心臟病和視聽困難。以往唐氏患者的壽命比一般人短，在

1983 年平均壽命只有二十五歲，近年已大幅提升至六十歲。[12]

傳統產前唐氏綜合症篩查

傳統篩查測試透過抽血檢驗荷爾蒙的水平和超聲波掃描量度胎兒頸部透明層厚度，[13] 俗稱「度頸皮」，運用電腦程式計算胎兒患有唐氏綜合症的風險。篩查測試分別有：

1. 早孕期綜合篩查：在懷孕第十一至十三週期間進行，準確度約 93%，假陽性率[14] 為 5%；或

2. 中孕期篩查：可在懷孕第十五至十九週期間進行，準確度約 80%，假陽性率為 5%。

12　Bittles, A. H., et al. (2007). The four ages of Down syndrome. *European Journal of Public Health, 17*(2), 221-225.

13　「頸部透明層」是胎兒頸部後方的空隙厚度，可透過超聲波掃描檢查。如果胎兒患有唐氏綜合症，頸部透明層會明顯增厚。

14　「假陽性」指胎兒本身無病，但篩查結果錯誤地呈陽性反應，孕婦無辜地被標籤為「高風險」。相對，「假陽性率為 5%」意即每一百人中便有五名孕婦被錯誤地標籤為「高風險」。

一般而言，早孕期綜合篩查的準確度較中孕期篩查高，大部分孕婦會選擇前者。除非有特別理由，譬如婦女未能及早發現自己懷孕並錯過早孕期檢查時段，才會被安排作中孕期篩查。

若檢驗結果呈陰性反應，孕婦會被標籤為「低風險」組別，即表示胎兒患有唐氏的可能性較低。孕婦不需要進行入侵性診斷性測試，可繼續透過定期的超聲波掃描檢查胎兒成長進展，並在懷孕第十八至二十週接受胎兒結構性超聲波檢測，詳細檢查胎兒主要器官結構是否健康地發育。然而，篩查並非診斷性質，不能完全排除胎兒患有唐氏或出現其他染色體異常的可能性。

若檢驗結果呈陽性反應即指胎兒有較高風險患有唐氏，孕婦會被標籤為「高風險」組別。孕婦與家人商議後，可以按照其意願做進一步更準確的診斷測試確認胎兒是否患有唐氏。

產前診斷測試

假若篩查結果是「高風險」，孕婦可以選擇進行產前診斷測試，鑑定胎兒是否患上唐氏綜合症。常見的診斷方法有俗稱「抽絨毛」[15] 的絨毛膜取樣術（chorionic villus sampling），一般在懷孕第十一至十三週進行；或「抽羊水」[16] 的羊膜穿刺術（amniocentesis），一般在懷孕第十六週起進行（見圖 1.6）。

在抽取「絨毛」或「羊水」的過程中，醫生會在孕婦的腹部注射局部麻醉劑，在超聲波引導下確定位置放入長針筒，從腹部或子宮頸抽取絨毛，或經腹壁、子宮壁進入羊膜腔抽取羊水進行化驗，整個抽取過程需時約數分鐘。由於兩個方法均屬入侵性檢查，有 0.1–0.2% 胎兒流產風險、[17] 傷口發炎及子宮內出血等風險。

15　「絨毛」是指胎盤的細胞組織。
16　「羊水」是指位於羊膜腔內包圍胎兒的液體。
17　0.1–0.2% 胎兒流產機率，意即每一千名孕婦中，便有一至兩名在進行入侵性診斷檢查的過程中流產，失去胎兒。

圖 1.6　產前診斷方法

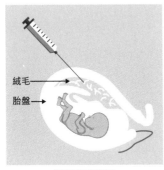

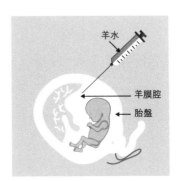

絨毛膜取樣術　　　　　　　羊膜穿刺術

新引入的唐氏篩查

　　無創性胎兒染色體篩查（non-invasive prenatal test，簡稱 NIPT）是最新的產前唐氏檢測。1997 年，一名香港中文大學教授發現當母親透過胎盤交換氧氣和養分供給胎兒時，胎兒的基因會經過胎盤進入母體的血液系統。[18]

18　中大傳訊及公共關係處新聞稿，〈中大推出無創性唐氏綜合症產前診斷服務十五載科研終見成果〉，2012 年 4 月 3 日。取自 https://www.cpr.cuhk.edu.hk/tc/press_detail.php?id=1289&t=%E4%B8%AD%E5%A4%A7%E6%8E%A8%E5%87%BA%E7%84%A1%E5%89%B5%E6%80%A7%E5%94%90%E6%B0%8F%E7%B6%9C%E5%90%88%E7%97%87%E7%94%A2%E5%89%8D%E8%A-8%BA%E6%96%B7%E6%9C%8D%E5%8B%99-%E5%8D%81%E4%BA%94%E8%BC%89%E7%A7%91%E7%A0%94%E7%B5%82%E8%A6%8B%E6%88%90%E6%9E%9C。

經過多年的研究，團隊通過結合新一代基因排序科技和生物資訊技術，在母體血液內偵測到胎兒的游離基因。該測試只需抽取孕婦血液便能夠計算出胎兒患有唐氏染色體異常的機率，並沒有流產的風險。NIPT 準確度可達99%，假陽性率為 0.02%，在懷孕約第十週起便可進行測試，比傳統篩查測試更準確、更優勝。可是，即使其準確度高，礙於技術上不是 100% 準確以及有假陽性的可能，NIPT 目前僅視為篩查測試，仍無法取代診斷測試。

　　自 2011 年底，NIPT 開始在臨床應用並相繼由商業基因檢測公司推出市場。一開始，NIPT 是一項自費檢查，價錢介乎港幣六千元至一萬三千元。隨著技術發展成熟，日漸普及，平均價格大幅下降至港幣數千元不等。自 2019 年起，醫管局採納 NIPT 並加入現時產前篩查的框架，為孕婦提供第二層篩查。[19]

19　醫院管理局，《遺傳及基因組服務策略》，2019 年 10 月 14 日。取自 https://www.ha.org.hk/haho/ho/ap/HAGGSSSF_Chi.pdf。

表 1.2　唐氏篩查及診斷測試

測試種類	篩查測試			診斷測試	
	早孕期綜合篩查	中孕期篩查	無創性胎兒染色體篩查	絨毛膜取樣術	羊膜穿刺術
檢測孕週	11–13 週	15–19 週	10 週起	11–13 週	16 週起
測試	抽血、超聲波掃描	抽血	抽血	抽絨毛	抽羊水
準確度	93%	80%	99%	100%	100%
假陽性率	5%	5%	0.02%	–	–
流產風險	–	–	–	0.1–0.2%	0.1–0.2%

資料來源：香港中文大學及新界東聯網婦產科網站

圖 1.7　唐氏篩查及診斷測試途徑流程圖

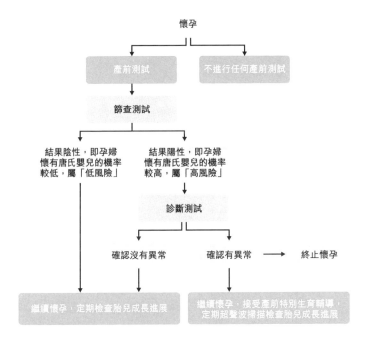

三、產前檢查的倫理爭議

1. 產前檢查的自主權

　　產前診斷測試可以確診遺傳病，但某些遺傳病至今還沒有有效的預防或治療方法。即使胎兒有異常，除了人工流產外並沒有其他治療方法。那產前檢查還有什麼意義？其實，產前檢查的目的與意義至少有兩個。

　　第一個目的是尊重個人生育權利的想法，幫助個人計劃與預算生育後的家庭生活。產前檢查能夠驗出胎兒的基因圖譜，讓準父母提前了解胎兒的健康狀況，掌握足夠有關胎兒的資訊，幫助二人作出自主的生育決定。譬如說，準父母能夠衡量個人金錢、時間上的能力，宗教信仰等因素，作出共同選擇。即使檢查的結果是不好

的，父母反而感到心安，有時間考慮是否能夠承擔殘疾或有遺傳病的孩子出生，積極策劃下一步的決定。

第二個目的是成為用來支持政府等公共機構資助產前檢查的技術研發與使用的理由，儘可能減輕社會長遠的醫療負擔。然而，這種目的卻多為人詬病及批評。第一，產前檢查或許傳遞了不尊重甚至排斥殘疾人士的訊息，如同向社會宣告「我們認為殘疾人士是社會負累」等歧視想法，有負面標籤的可能性，亦有可能增加墮胎的機率。第二，它似乎不甚尊重個人的生育權利，如同以「社會利益」之名向個人的生育決定施加壓力，以達到以國家或社會利益為首要考慮的人口政策。

產前檢查應是強制性，還是自願性選擇？

產前檢查以幫助父母行使生育自由和權利為前提，幫助家庭積極預計未來有缺陷孩子的需要，減輕日後未知的彷徨不安。既然如此，我們為什麼不硬性規定懷孕婦女做產前檢查呢？

　　在生命倫理學的四大原則中，[20]「尊重自主」於產前護理的決策上，標舉準父母於生育方面的自我決定權。例如父母享有生育與不生育的自由，選擇用自然或人工方法懷孕和分娩，選擇要有多少個孩子，選擇擁有怎樣的小孩等等。甚至，選擇是否進行產前檢查、人工流產也是生育權利。

　　在行使自主權時，醫療人員需要了解準父母是否在知情的情況下作出決定。所謂「知情」，即準父母充分了解檢查的性質、好處、風險和費用等臨床資訊。在充足的說明下，準父母接受或拒絕檢查乃屬個人意願，強迫他人做產前檢查會違反尊重自主原則。倘若準父母拒絕檢查，醫療人員需要知道準父母是否明白拒絕產前檢查的後果。假如胎兒健康是好，拒絕做產前檢查看似沒有任何損失。可是，萬一父母在分娩時才發現胎兒身患缺陷的話，當刻期待的落差令人迷慌，或會陣腳大亂。即使如此，父母不進行產前檢查並生下有缺陷的嬰兒，完

全是個人的選擇，外人不得加以批評為不負責任的決定。

　　跟大部分國家一樣，香港的產前檢查屬自願性質，孕婦可按照自己的意願決定是否做產前檢查。2010 年前，香港醫院管理局只會為高齡孕婦（三十五歲以上）或家族歷史中胎兒有異常的孕婦提供中孕期篩查，以估量胎兒患有唐氏的風險。2010 年開始，醫管局為所有香港孕婦，不管年齡多大，提供免費的產前唐氏篩查服務。每年，大概二千多名孕婦（約 6%）被標籤為高危組別，需接受抽取羊水或絨毛活檢以確定篩查結果。

知道得越多越好，還是會令人束手無策？

　　懷孕和分娩的過程充滿未知之數，需要細心謹慎的醫療護理。隨著科技發展，與懷孕有關的醫學發展日新月異，並廣泛應用於分娩鎮痛藥、剖腹分娩手術、產前檢查等方面。孕婦的飲食、睡眠姿勢、運動量，以及其他生活方面均按照專業人員制定的標準進行。

　　產前護理方面更被視為產前常規，普遍視基因檢測為必要的項目。大部分孕婦希望透過檢查知道更多胎兒的資訊，獲得「胎兒沒有病」的保證，使自己懷孕的經驗以及將來的生活更好。美國倫理學家約翰・羅伯遜（John Robertson）認同孕婦應享有使用生育自由和自主權去選擇做任何產前檢查，選擇自己擁有怎樣的孩子。[21] 英國牛津大學倫理學教授朱利安・薩弗勒斯庫（Julian Savulescu）採用「生育利益」原則（procreative beneficence），主張準父母有道德責任用盡辦法檢查胎兒是否患有嚴重畸形。有需要時，父母應當以孩子利益為優先考慮放棄患重病的胎兒。倘若堅決誕下已知道患有疾病或缺陷的胎兒是一個錯誤決定。[22]

　　可是，懷孕原是輕鬆快樂的經驗卻因孕婦過度利用儀器監查胎兒的生長情況，而令準父母忐忑不安。有部

21　Robertson, J. A. (1996). Children of choice: Freedom and the new reproductive technologies. Princeton, N.J: Princeton University Press.
22　Savulescu, J. (2001). Procreative beneficence: Why we should select the best children. Bioethics, 15(5-6), 413-426.

分準父母並不清楚為何要做這些檢查，只是擔心「人做我不做」而盲目遵從大眾去做產前檢查。說好的自主權呢？社會的生育環境甚至出現醫療化的新趨勢，孕婦的自主與心理需求不被關注，反而有人士斥責決意不做檢查的孕婦或誕下有缺陷的孩子是不負責任的行為。醫療過度介入產前檢查的社會現象引發隱憂，令孕婦承受的心理壓力也絕非一般。

2. 終止懷孕

矛盾的孕母胎兒人倫關係——孰輕孰重？

終止懷孕，俗稱「人工流產」或「墮胎」，與產前檢查的議題有密切關係，主要牽涉胎兒生命權與準父母（主要是孕婦）[23] 自主權的爭議，兩者立場長期對立。

支 持 人 工 流 產 的 人 提 出「 生 育 選 擇 權 」(pro-

---

23 在父權社會政策的背景裡，女性的身體、生育，甚至性，受著傳統男性的權力掌控，女性身體被物化，不能自主地為自己的身體做決定。隨著女性主義（feminism）的出現，倫理學家探討女性母職於生育擔當不可或缺的角色。孕婦掌握自己身體的自主權和決定胎兒的生命品質是女性主義的核心倫理議題。

choice），認為孕婦有為自己身體作決定的自由和決定胎兒生命品質的權利，可在任何時間點選擇繼續或終止懷孕。反對人工流產者主張「捍衛生命」（pro-life），保守主義者受宗教信仰影響，強調任何生命乃神聖可貴。反對者認為胎兒從精子和卵子結合受精開始就是人類生命的開端，未出世胎兒的潛在生命與成人擁有同等的生命價值。他們同意胚胎的地位由受精過程開始應當受到保障，胎兒有生命權利（right to life）。胚胎的成長及其道德地位將於本書第四章深入討論。

墮胎合法化的演變

早至 1800 年初，人工流產還處於初期發展階段，技術未成熟。在消毒用品長期缺乏的情況下進行人工流產相當危險，孕婦於過程中喪失生命的機率相當高，當時社會人士對人工流產的措施亦因而較為保守。及後，英國及美國先後制定了第一條人工流產法律，認定胎動是生命的跡象，規定在第一次胎動後實施人工流產違反法

律，可判處終身監禁。[24] 於美國，某些州份全面禁止人工流產，某些州份只限人工流產是唯一搶救母親生命的方法時才允許進行，否則在任何情況下法律是不允許墮胎的。換句話說，即使極端的事件，例如遭受亂倫或因姦成孕的女性，如懷孕不危及生命，人工流產是違法的。

即使違法，尋求墮胎手術的需求沒有因此而減少，還出現不公平情況。[25] 能夠負擔交通與醫療費用的女性自費前往合法州份進行手術；至於貧窮女性只可以透過非正規渠道墮胎，那些地方環境衛生欠佳、缺乏醫療物資與醫務人員，安全成疑。每年因不安全的墮胎手術而導致有嚴重併發症甚至死亡的個案多不勝數。

24 Maledon, W. J. (1971). Law and the unborn child: The legal and logical inconsistencies. *Notre Dame Law Review, 46*(2), 349-372.

25 Pollitt, K. (1997, May). Abortion in American history. *The Atlantic*. Retrieved from https://www.theatlantic.com/magazine/archive/1997/05/abortion-in-american-history/376851/

在二十世紀七十年代初，美國著名的「羅伊訴韋德案」（Roe v. Wade）中，原訴人意外懷孕想終止懷孕卻被法律限制，決定指控墮胎法律侵犯了她的隱私權，屬違憲。此案作出歷史性判決，終結墮胎禁令並宣佈墮胎合法化。此案以「胎兒生存能力」的醫學概念為制定對墮胎權的限制「三階段」標準，奠定人工流產的法律基礎。全球多個國家和地區，包括香港亦採用「三階段」墮胎標準。

「三階段」標準認為生命的發展不是一個固定不變的時間定點，而是一種漸進式的演化。懷孕可分為三個階段：懷孕首三個月（第一至十二週）為早孕期，胎兒器官還未發育成熟，需要依靠母親體內而生存，胎兒獨自於母親體外生存的機率微乎其微。懷孕的中期（第十三至二十四週），胎兒於子宮逐漸成長，仍然需要依靠母親透過臍帶提供的營養物質發育成長。不足二十四週的嬰兒器官和新陳代謝機能尚未完全發育，出生後需要全天候的深切治療護理，包括呼吸機和營養運輸體液支持。

換句話說，二十四週前出生的嬰兒死亡率相當高。在懷孕的後期（第二十五至四十週），胎兒四肢、內臟器官、器官系統慢慢發育成形，一般於三十七至四十週出生的嬰兒視為「足月」，具備自我獨立在母親體外生存的條件。在懷孕大概二十四週後至三十七週期間出生的嬰兒被視為「早產嬰兒」，比「足月」的嬰兒面對多許多健康問題。有賴於醫療技術的進步，早產嬰兒的死亡率大大減低。在「保護胎兒潛在生命的利益」及「顧及孕婦健康」兩個考慮條件之間取一個平衡，政府以「胎兒生存能力」制定對墮胎權的限制，以二十四週為時間分切點，定下合法進行人工流產的法律界限。除非母親的生命或健康遭受威脅，否則禁止二十四週以後的墮胎醫療程序。

　　隨著 2018 年起美國聯邦最高法院更換保守派佔多數的班底，墮胎法律面臨翻天覆地的變動。[26] 美國多州有意收緊人工流產政策，禁止孕婦墮下已有心跳的胎兒。[27] 合法墮胎政策才經過半世紀的考驗，一直爭持不下的「胎兒生命」與「母親利益」爭議再次成為社會焦點。

圖 1.8　墮胎倫理爭論：三個主要的立場

支持捍衛生命	「三階段」	支持選擇權
認為胎兒有生命權，視墮胎如同殺人	以「胎兒的可存活界線」的醫學概念為基準，劃分人工流產的限制	認為孕婦有身體自主權。假若孕婦選擇墮胎，任何人不得干涉其決定

26. Bomis, B. (2019, May 31). These are the states that passed "Heartbeat Bills." *Fortune Magazine*. Retrieved from https://fortune. com/2019/05/31/states-that-passed-heartbeat-bills/

27. 醫學有定義來說，胎兒最早在六週就有心跳，但仍然有一定的爭議。

產前檢查變相鼓勵進行人工流產？

如果你認為做產前檢查等於接受人工流產，這是犯了滑坡邏輯謬誤。必須強調的是產前檢查以非引導性原則為主，擔當中立態度，主要目的是了解胎兒的健康狀況，幫助準父母為迎接新生命而作準備。並非鼓勵父母查出胎兒有缺陷便立刻進行人工流產。

當知道胎兒是一個健康的嬰兒，準父母固然開心；倘若知道胎兒可能有某些缺陷，當刻縱然彷徨但也不用沮喪，終止懷孕並非唯一的選擇。準父母有權按照自己的宗教信仰和家庭照顧能力決定是否繼續懷孕。準父母亦可以約見產科、兒科專科醫生及遺傳病學專家，認識胎兒缺陷的嚴重程度，了解治療方法。與家人、朋友、醫生商討有助於作出最後選擇。至於是否選擇做產前檢查甚至人工流產乃是一個極度個人的決定，是行使生育的權利。

能因過於投入參與課外活動而耽誤學習進度，未能準時交功課。可是，一刀切地把「容許學生參加課外活動」理解為「容許學生不做功課」卻是一個不合理的結論。第二，容許學生不做功課等於容許學生不上學的說法聽起來荒謬，主要原因是前後兩者的因果連結缺乏說服力。句子就犯了片面性錯誤，在沒有足夠舉證下設定了一個虛假的因果聯繫，誤將「可能性」視為「必然性」直接「滑」到結論。

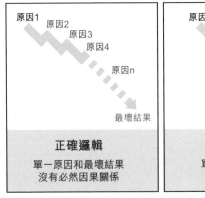

正確邏輯
單一原因和最壞結果
沒有必然因果關係

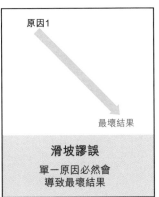

滑坡謬誤
單一原因必然會
導致最壞結果

3.「唐氏」慢慢滅絕？

　　縱使「產前檢查鼓勵進行人工流產」是錯誤的説法，數據卻很誠實，不少父母得知胎兒有異常後都會進行人工流產。那麼產前檢查對社會帶來什麼影響？

　　美國哥倫比亞廣播公司一輯專題報導中指出唐氏患者幾乎在冰島全部消失，平均每年只有兩名初生嬰兒出生時患有唐氏。[28] 冰島當地約八成孕婦選擇接受產前檢查。當檢查後得知胎兒患有唐氏後，幾乎所有孕婦都放棄懷孕，人工流產率高達 98–100%。

　　在美國，對唐氏的態度在不同州份也有所不同，平均有三分之一家庭因為懷有唐氏嬰兒而選擇人工流產。[29] 美國東北部州份的人工流產率為 46%，夏威夷州

28. Quinones, J., et al. (2017, August 14). "What kind of society do you want to live in?": Inside the country where Down syndrome is disappearing. *CBS News*. Retrieved from https://www.cbsnews.com/news/down-syndrome-iceland/

29. de Graaf, G., et al. (2015). Estimates of the live births, natural losses, and elective terminations with Down syndrome in the United States. *American Journal of Medical Genetics, 167*(4), 756-767.

為 62％，高於國家平均數字。其他中西部、南部及西部
州份為 23-27％。據分析，主要原因是每個州份的人口
分佈有所不同，包括年齡、國籍、種族、移民背景。大
約有 60％ 居住在美國的亞洲人和太平洋島居民會因為胎
兒患有唐氏而終止懷孕，其次是白裔（39％），非洲裔
（27％），西班牙裔（18％）和美洲印第安裔（16％）。
這些數字反映出對唐氏的看法會因不同國籍、族裔、宗
教信仰、文化背景等有分別。

　　香港的現況，似乎已與歐洲或其他國家並無太大分
別。根據近十年的臨床學術研究，香港幾乎所有孕婦被
驗出嬰兒患上唐氏都會選擇人工流產。[30] 偶然有兩、三對
夫婦因為宗教信仰而把胎兒「留下來」。據估計，現時香
港有接近三千多名唐氏患者。

30　·Lau, T. K., et al. (2012). Clinical utility of noninvasive fetal trisomy (NIFTY) test—early experience. *Journal of Maternal-Fetal and Neonatal Medicine*, 25(10), 1856-1859.
　·Lau, T. K., et al. (2014). Non-invasive prenatal testing for fetal chromosomal abnormalities by low-coverage whole genome sequencing of maternal plasma DNA: Review of 1982 consecutive cases in a single center. *Ultrasound in Obstetrics & Gynecology*, 43(3), 254-264.

唐氏價值比正常人低？

上文提及部分唐氏患者的壽命已提升至六十歲。然而，當通過產前基因檢測發現胎兒患有唐氏綜合症時，絕大多數準父母選擇終止懷孕。持續高企的人工流產率引起宗教團體和反墮胎組織批評產前檢查帶有貶低以及歧視殘疾人士之嫌。更有倫理學家擔心產前檢查是實行優生學的手段，扼殺了無辜胎兒的生存權利。但荷蘭有多個專欄作家主張阻止嚴重殘疾嬰兒的出生，並視為是一項道德義務（moral duty）。他們主要認為：

- 其一，殘疾兒童的生活質素比正常兒童較低，連基本的溝通能力也缺乏。因此，他不值得生存、不值得活下去。

- 其二，嚴重殘疾嬰兒為特殊人士，需要社會額外資源去支援其基本生活，分薄其他用於建設性方面的資源。因此，殘疾人士對社會造成沉重的經濟負擔。

- 其三，父母選擇養育一個有殘疾子女的自由應受到社會限制。當父母決定分娩有嚴重殘疾的嬰兒，他們應當承擔責任，甚至罰款，不應該把負擔轉加到納稅人身上。

另一方面，加拿大生命倫理學家基斯·嘉寶斯（Chris Kaposy）質疑，很多時候放棄唐氏胎兒在道德上是可疑的，並提出我們其實有理由支持父母保留唐氏胎兒。[32] 其論點主要為：

32 Kaposy, C. (2018). *Choosing Down syndrome: Ethics and new prenatal testing technologies*. Cambridge, MA: MIT Press.

- 其一，放棄唐氏胎兒的決定時常基於誤解。唐氏綜合症患者與其家庭的生活質素未必如一般大眾所想的差。決定生活質素好壞的因素眾多，社區環境與氛圍、主觀觀感等皆為重要因素，單憑「殘障」而下定論未免有失偏頗。

- 其二，放棄唐氏胎兒的決定時常基於歧視。未經反思與經驗研究印證便直接接納「殘障就是不好」與「殘障人士不值得活」這一類的觀點，大抵只反映了社會對殘疾人士的既有偏見。

- 其三，決定時常忽略唐氏嬰兒為家庭以至社會帶來的正面影響。迎接與養育唐氏孩子可能使父母、家庭以至社區更加懂得接納差異，從而鼓勵社會走向正視殘障歧視與改善殘障社群福祉的道路。

4. 產前檢查衍生歧視問題

如胎兒被驗出患有嚴重疾病，出生後不久便很大機率死亡，那選擇流產的道德爭議比較不明顯。倘若胎兒被驗出患有不太嚴重的遺傳病，父母可否選擇流產呢？我們不妨以以下事例探討當中問題：

> 唇顎裂為面部最常見的先天性畸形，影響兒童進食及說話能力。患者可進行外科修補手術治療缺陷。透過言語治療改善說話鼻音過重或漏口情況，手術後的小孩可以恢復正常的外觀，與常人無異。香港平均每年約有八十至一百宗唇顎裂新症。

假若胎兒被診斷患有唇顎裂時，你會選擇進行人工流產，抑或是生下嬰兒並進行手術？當我們以為唇顎裂為一個可治療的缺陷，父母沒有需要因此而終止懷孕時，事實上有不少家長不能接受這先天性畸形而選擇進

行人工流產。　值得令我們反思的是產前基因檢測如何影響社會對為人父母這身份及角色的要求。有維護殘障權益團體質疑父母應當無條件接納患有殘疾的胎兒，表達愛與關懷，不應盲目順應社會大趨勢鼓吹追求「完美嬰兒」的態度。維護殘障權益團體批評因殘疾而無條件選擇人工流產的決定是藐視生命及帶有歧視意味，向殘疾人士傳遞他們不受歡迎、不被尊重、不被關懷的訊息。當產前檢查變得越來越普及時，選擇人工流產的人有可能增加，而令到患有該殘疾缺陷的人下降，資源亦會隨著殘疾人士數量減少而被削減。

- 試說明產前檢查的意義與目的，並論述強制懷孕婦女接受胎兒基因檢測是否違反道德。

- 有些遺傳疾病完全取決於遺傳因素，醫學上沒有治療或預防方法。利用產前基因檢測檢查胎兒是否患有不可治療的遺傳疾病是否具有意義？

- 「產前檢查鼓勵父母不要生下患有缺陷的胎兒，間接地貶低殘障人士存在這世上的價值。」上述句子反映了甚麼爭議？你多大程度上同意這說法？試加以解釋。

- 父母做產前基因檢測後得知胎兒患有唐氏綜合症，仍然堅持把孩子生下來。父母應該受到譴責嗎？試解釋你的立場。

- 「終止懷孕議題廣受討論，社會各界一直爭持不下。不管是支持孕婦的自主權派還是擁護胎兒的生存權派，均對墮胎合法化的討論上各執己見。」你認為終止懷孕的行為是對還是錯？你有何看法？試就宗教、哲學、社會或文化的角度去剖析終止懷孕倫理方面的爭議，並說明你的立場和理據。

- 有些國家採取自由開放的態度，沒有對墮胎設下法律限制；而有些國家則採取較保守立場，設下墮胎法律限制。你認為全球應當定統一墮胎限制嗎？試談談你的看法。

- 最新醫療科技能夠令早產嬰兒痊癒健康，生存能力增加，死亡率大大減少。近年有團體倡議收緊墮胎的時間限制，應當從現時二十四週推前至二十週，甚至六週。你多大程度上認同這提議？

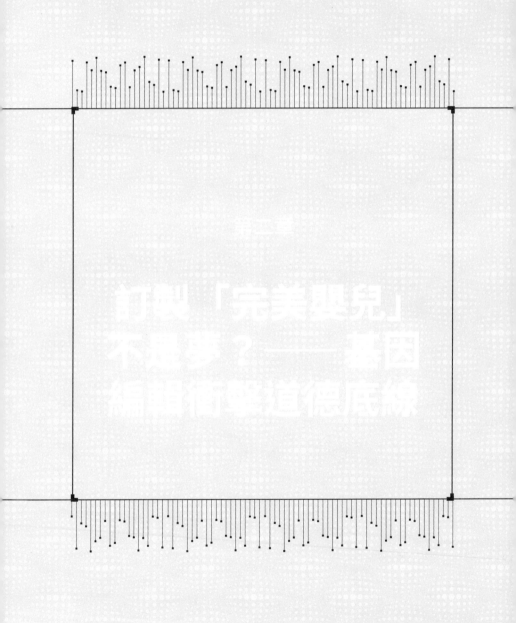

第二章

訂製「完美嬰兒」
不道德？一窺國
際間衝擊道德底線

隨著知識的增長與科技的進步，針對胎兒的產前檢查已經發展至孕前的胚胎檢測和診斷。以前，帶有遺傳疾病的夫婦要待妻子懷孕後，在約二十週前進行羊膜穿刺或絨毛膜取樣診斷測試檢查胎兒是否健康。一般化驗需時二至三週，約二十二週（懷孕六個月）獲得診斷結果。要是此時才得知胎兒有異常，考慮終止懷孕，對於準媽媽及整個家庭的身心傷害豈不更大？然而，這樣的檢查將「優生」概念提前至「孕前」又會引起什麼倫理爭議？

一、胚胎植入前基因診斷

胚胎植入前基因診斷（preimplantation genetic diagnosis）應用在試管嬰兒技術之上，檢視胚胎基因是否有異常，主要目的是排除胎兒患有遺傳病，避免父母把遺傳基因傳給下一代。

簡單來説，首先從準備懷孕的女方卵巢抽出卵子，利用試管方式在體外與男方的精子受精，形成胚胎。之後，實驗室技術人員抽取胚胎中一些細胞進行分析，檢查染色體或基因是否有異常。然後，把確定沒有遺傳病基因的胚胎植入女方子宮內自然成長，誕下沒有先天遺傳疾病的嬰兒。

近年，不少帶有遺傳病基因，例如貧血、血友病、小腦萎縮症等的夫妻接受臨床產前諮詢及檢測，避免遺

傳病成為下一代的夢魘。這項技術的其中一個好處是可以減少患病家庭和社會大眾龐大的醫療開支。繼人工受孕，胚胎植入前基因診斷是二十世紀八十年代醫學技術上另一項偉大的成就。

擺脫家族遺傳病的宿命

台灣有名王姓婦女確診患有「染色體平衡性轉位」，八度懷孕卻八度流產，身心情緒不斷被折磨。[1] 王婦的第 14 號和第 21 號染色體其中一小段的位置互換，在胚胎細胞分裂時染色體數目有很大可能變成異常的三條，而不是正常的兩條。假若胚胎有三條 14 號染色體，胎兒有一半機率在懷孕早期流產；假若胚胎有三條第 21 號染色體，則會形成唐氏。王婦前六次成功懷孕的胎兒均帶有三條第 14 號染色體，在懷孕首三個月也不幸流產；在第七和第八次懷孕中卻懷有三條第 21 號染色體的唐氏嬰

1   林嬪嬪，〈遺傳疾病、多次流產婦女的福音：運用「胚胎基因篩選術」訂作健康寶寶〉，《嬰兒與母親》，2006 年 8 月。

兒，在無奈中進行墮胎。2006 年，王婦透過胚胎植入前基因診斷篩選沒有基因缺陷的胚胎，成功懷有健康的嬰兒。現實生活中這樣的例子屢見不鮮，不少婦女因為遺傳病而導致習慣性流產數次，不得不從科技入手一圓組織家庭之夢。

訂做「救命嬰兒」

2007 年，一對台灣年輕夫婦誕下一名男嬰。該名男嬰在半歲時被診斷出患有嚴重乙型地中海貧血（β-thalassemia），必須長期接受輸血和定時注射除鐵藥物。由於每次輸血中的鐵質沉積於男孩體內，長久下來未能將多餘的鐵排出體外，引致多處器官包括心臟、肝臟等出現鐵質堆積的現象，生命受到威脅。要救回男孩的性命，最有效的治療方法是接受骨髓、臍帶或幹細胞血移植。但是，他一直找不到合適的移植。[2]

2　謝文華，〈專家籲：救命嬰兒人權護保護〉，《自由時報》，2008 年 2 月 21 日，取自 https://news.ltn.com.tw/news/life/paper/190390。

　　要成功配對，以兄弟姐妹的機會最高。剛好這對夫婦正計劃生第二名孩子，但是要生下一個既健康，又能救哥哥一命的嬰兒，實非易事。由於夫妻雙方均是地貧基因攜帶者（carrier），他們的子女，不論男女，有四分一機率患有重度乙型地中海貧血，有四分一機率為健康嬰兒，有二分一機率為地貧基因攜帶者。夫婦於是向台大醫院生殖醫學團隊求助，採用人工輔助生殖技術，配合胚胎基因檢測選擇哥哥需要的特定免疫遺傳特徵，「訂做」嬰兒以拯救哥哥的生命。

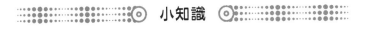

小知識

地中海貧血遺傳模式

地中海貧血（thalassemia）是常見的先天隱性遺傳血液疾病，成因是人體中的第 11 號及第 16 號染色體基因出現遺傳缺陷，以致無法製造正常的血紅蛋白，形成貧血。

常見的地貧症有甲型（α-thalassemia）和乙型（β-thalassemia）兩種。根據病情的嚴重程度，又可劃分為輕型及重型。輕型為地貧基因攜帶者，病徵不明顯或毫無病徵，只有少部分人出現輕微貧血，不需要接受治療。重型地中海貧血患者會出現發育不良和貧血等症狀，要依賴長期輸血才能維持生命，造成沉重的經濟與心靈負擔。

若夫婦其中一方是地貧基因攜帶者和另一方是正常，每次懷孕，他們的子女有：

• 0%　　為地貧患者

• 50%　為地貧基因攜帶者

• 50%　為正常

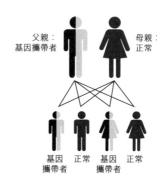

若夫婦其中一方是地貧基因攜帶者和另一方是地貧患者，他們的子女有：

• 50%　為地貧患者

• 50%　為地貧基因攜帶者

• 0%　　為正常

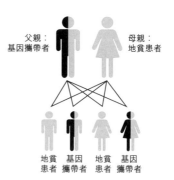

若夫婦二人均是地貧基因
攜帶者，他們的子女有：

· 25%　為地貧患者

· 50%　為地貧基因攜帶者

· 25%　為正常

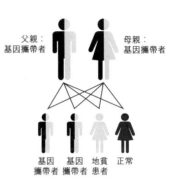

若夫婦二人均是地貧患者，
他們的子女有：

· 100%　為地貧患者

· 0%　　為地貧基因攜帶者

· 0%　　為正常

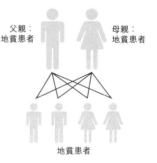

■ 沒有遺傳基因　　■ 有遺傳基因

如何訂做「救命嬰兒」？

2008 年，這位年輕媽媽在接受治療期間捱了多次排卵針，取出多顆卵子，以顯微鏡注射精子後，結合發育成數個胚胎。醫生將胚胎植入子宮前，先進行基因篩選。透過多項基因檢測，成功地篩選出正確、健康，又擁有能救人抗原的胚胎。懷孕的準媽媽必須持續接受監測，亦要做絨毛細胞檢測確定胎兒基因，以免再次誕下重症病童。十個月後，健康女嬰順利出生。院方從臍帶抽取血液，將臍帶血中的幹細胞和骨髓移植給哥哥，令哥哥生活大有改善。該名女嬰在出生前已肩負救人使命，成為台灣第一位，也是亞洲首位「救命嬰兒」（savior sibling）。[3]

同樣實例在西方國家亦曾發生。英國女童自幼便確診患有范康尼氏貧血症（Fanconi anemia），一種罕見的

3　「救命嬰兒」的概念不僅應用於兄弟姐妹身上，亦可以用來幫助生病的父母、親戚或其他家庭成員。

遺傳性血液系統疾病。這罕見病令骨髓失去正常的造血功能及製造不正常的血液細胞，情況嚴重可導致骨髓衰竭及死亡。[4] 因為身體機能經常處於貧血狀態，女童每隔數週便需要輸血一次。治癒女童的唯一希望是進行骨髓移植。合適骨髓移植配對率最高為有血緣的兄弟姊妹，其次為志願骨髓捐贈者。十一歲哥哥的報告測試顯示他的骨髓並不吻合，骨髓登記庫也沒有成功找到合適的配對，情況令人感到沮喪。2008 年，女童父母決定接受輔助生殖技術治療，篩選出沒有罹患貧血症的胚胎，翌年誕下健康男嬰。於 2010 年，醫護團隊將弟弟健康的幹細胞移植到女童的骨髓後，成功幫助女童建立自己的免疫系統。

4. Rachel, E. (2010, December 23). Boy born to save his big sister: 'Saviour sibling' brings hope to his family and makes medical history. Daily Mail. Retrieved from https://www.dailymail.co.uk/health/article-1340611/ Saviour-sibling-brings-hope-family-makes-medical-history.html

圖 2.1　訂做「救命嬰兒」流程

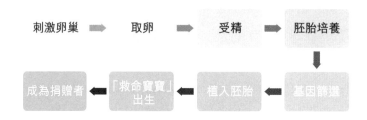

一命救一命，有何問題？

　　救命嬰兒一事引起社會的分歧，主要倫理衝突源自救命嬰兒的生命意義、父母的決定及患病者的利益。

　　美國電影《姊姊的守護者》（*My Sister's Keeper*）把救命嬰兒身體使用權的爭論搬到熒幕上，一度成為社會關注的議題。故事講述姐姐凱特患有急性前骨髓性白血病，父母為了延續凱特的生命生下了與凱特基因吻合的妹妹安娜。十三年來，父母做的所有決定都是出於姐姐的最佳福祉，並非還沒有成年的妹妹。當姐姐需要血

液、白血球、幹細胞或骨髓時，安娜就成為治病最佳的「藥」。造人救命，是否可取？

救命嬰兒的存在意義

不贊同「救命嬰兒」做法的爭議莫過於對救命嬰兒做成永遠無法逆轉的傷害，無論在身體上還是在情感上。在醫學上兒童被視為弱勢群體（vulnerable population）之一，其他弱勢群體包括精神病患者、孕婦、殘疾人士、弱智人士及囚犯等。因為兒童缺乏理解能力，不能夠為自己作出合適的知情決定，所以家人通常擔任照顧者為他們作出醫療選擇。一般決定必須以兒童最佳權益為首要考量，保護他們的福祉，以免受任何形式的傷害和剝削。

一出生，救命嬰兒命中註定拯救患病的哥哥或姐姐。以電影《姊姊的守護者》為例，小小年紀的妹妹安娜就長時間為姐姐穿梭醫院及忍受各種手術的痛苦，小

至捐出血液或臍帶血，大至接受骨髓手術。當中不乏全身麻醉風險、穿刺部位疼痛及其他藥物副作用。直到一天，父母要求安娜無私地捐贈自己其中一個腎臟給姐姐，令她十分掙扎。更讓安娜感到失望的是父母事事從姐姐的利益出發來考慮，不但沒有為自己的健康著想，更一直以來都沒有詢問過她的意願就被推入了手術室。站在救命嬰兒的立場，父母作出的醫療決定違反「行善裨益」及「不予傷害」。站在父母的立場，手心手背都是肉，到底如何取捨呢？兩惡相權取其輕，如果犧牲安娜去挽救姐姐的生命是一項較為輕的惡，父母也只好犧牲妹妹了。

救命嬰兒的生命是否被尊重？

救命嬰兒的誕生單純為了完成父母愛子心切的動機，出於挽救另外一個罹患疾病的哥哥或姐姐的生命，利用科技完成「生一個孩子去救一個孩子」的使命。簡單來説，沒有患病的姐姐，就沒有妹妹的存在。父母一開

始把拯救生病孩子的責任強加於未出生的孩子身上，視其為「工具」或「商品」，甚至作為手段來救治病患者，而非單純期待其來臨。

這心機謀略物化生命（commodification）既貶低人的尊嚴，又藐視生命的價值。救命嬰兒的存在意義，甚至身體的自主權一直受著姐姐的牽扯，妹妹犧牲一切及生命換來了姐姐的健康，與「尊重救命嬰兒自主」原則互有牴觸。在電影中，安娜特別提及自己被無視的存在感。父母全心全意地照顧重病的姐姐，感覺到自己不像姐姐般被疼錫，一度反思自己生存的意義。

即使如此，英國倫理學家約翰・哈里斯（John Harris）反駁，人類本來就有些時候不知不覺地用他人作為手段般看待。例如，接受輸血的人都利用捐血者的血液達到自己恢復健康的目的。因此，只要我們將救命嬰

5. Harris, J. (1985). *The value of life: An introduction to medical ethics*. London: Routledge & Kegan Paul.

兒視為達到拯救他人生命為目的，這兩邊的比擬沒有分別。因此，救命嬰兒被商品化的爭論並不成立。

犧牲小我，完成大我

　　有人認為利用人工方式篩選基因來排除遺傳疾病、達成救人目的，未嘗不可。每個人是獨一無二的個體，於社會中擔當不同的角色。最佳效益或最佳後果的道德判斷標準是能夠在結果上為大多數人帶來快樂，那便是道德的行為。在考量孩子的利益時是必須包括其他家庭成員的利益。假若救命嬰兒的出生以及遭受的傷害能夠拯救生病的孩子和家庭的幸福，用其小辛酸換取家庭的快樂，基於最佳效益或最佳後果的觀點來看，訂做救命嬰兒是符合道德規範。[6]

6　Taylor-Sands, M. (2013). *Saviour siblings: A relational approach to the welfare of the child in selective reproduction.* London: Routledge & Kegan Paul.

生男生女由我話事

胚胎植入前基因診斷容許父母以人為的方式挑選孩子的性別，是最早引起優生學爭議的議題。透過基因檢測技術，父母能夠在胚胎植入子宮前進行性別鑑定，從而選擇嬰兒的性別，然後將某一性別的胚胎植入母親的子宮。儘管性別不是疾病，父母對孩子有一定的盼望，有人以隨遇而安的態度看待孩子的性別，有人尤其渴求育有「一仔一女」；假如今胎是兒子，便期待下胎是女兒。亦有人因連續懷了兩胎都是女兒，希望追多個兒子。

性別操縱的隱憂

舊時，傳統「重男輕女」、「男尊女卑」等觀念根深蒂固，為了能誕下男嬰，視任何操縱性別的方法為理所當然。除了因封建社會產生的延續香火思想外，社會正值蓬勃的勞動密集型工業，家庭對男丁勞力的需求很大。這些不平等觀念看似無稽之談，即使目前西方社會

的趨勢甚至有偏愛女兒的傾向，[7] 不少亞洲國家仍認為男性較女性重要。現代性別失衡的現象就是直接關聯到科技被濫用作胎兒性別鑑定以及選擇性墮胎的後果。

中國是世界上人口最多的國家。根據中國國家統計局 2018 年人口普查數據，[8] 中國總人口接近 14 億人，當中逾 7.1 億為男性，逾 6.7 億為女性，男性比女性多出逾 3 千萬人。從性別比例分析，每 100 名女性中，就有 104.6 名男性，表面看來「男多女少」的現象並不十分明顯。然而，進一步從年齡組別考量分析，可以發現男女性別比例失衡的問題相當嚴重。以千禧年代（出生於 2000 年後）的群組為例，其中，十五至十九歲及十至十四歲的男女比例分別是 118.1 及 118.6，即每 100 名女性就有約 118 名男性（見表 2.1）。中國社會科學院於

7　Francine, D. B., et al. (2019). Is there still son preference in the United States? *The National Bureau of Economic Research*. Retrieved from https://www.nber.org/papers/w23816

8　中華人民共和國國家統計局，《2018 年度人口數據》。取自 http://data.stats.gov.cn/。

表 2.1　中國男女人口比例

中國男女按年齡組別比例（每100名女性）

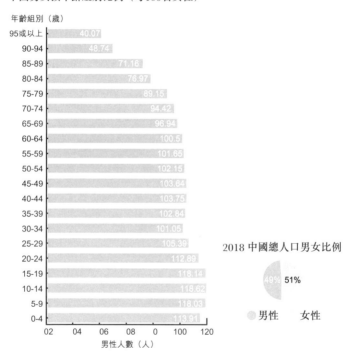

年齡組別（歲）

年齡組別	男性人數（人）
95或以上	40.07
90-94	48.74
85-89	71.16
80-84	76.97
75-79	89.15
70-74	94.42
65-69	96.94
60-64	100.5
55-59	101.65
50-54	102.15
45-49	103.64
40-44	103.75
35-39	102.84
30-34	101.05
25-29	105.39
20-24	112.89
15-19	118.14
10-14	118.62
5-9	118.03
0-4	113.91

2018 中國總人口男女比例

49%　51%

男性　　女性

資料來源：中華人民共和國國家統計局 2018 年人口普查

2010 年發佈的《社會藍皮書》顯示，中國零至十九歲的年齡組別人口中，男性比女性多約二千四百萬。[9] 按每年齡組別推算，男性比女性多大約一百萬左右。

男性出生人口偏高不單反映女性的生命權受性別歧視及不平等對待，操縱生男或生女使社會兩性比例失衡，更對國家人口結構及社會發展帶來長遠不利影響，例如增加男性找不到配偶的問題，造成「剩男」的現象。中國每十年舉行一次的人口普查將於 2020 年舉行，是自 2015 年全面實施二孩政策後首次進行的全國人口普查。屆時，二孩政策如何影響人口長期均衡發展變化及經濟社會發展的中期成效將會公佈。

印度家庭追求男嬰更為明顯，男女比例失衡的問題更為嚴峻。一旦父母得知未出生的孩子為女嬰，不少人選擇墮胎。儘管印度政府通過法案禁止性別選擇性墮

9　中國社會科學院，《社會藍皮書》，2010 年 12 月。

胎、醫生不得向父母洩露未出生嬰兒的性別，可是，政府執法不力，因懷有女胎而終止懷孕的案例多年來沒有減少。於 2019 年 4 月至 6 月期間，位於印度北阿坎德邦一百三十二個村莊出生的二百一十六名嬰兒中，竟然沒有一個是女孩。[10] 報導震驚全球，令人嘩然。女嬰出生率急劇下降或甚至消失的現象是自然力量巧合塑造，抑或是人為刻意操弄？ 答案顯而易見。

社會道德爭議及迴響

社會應否禁止性別選擇性墮胎仍然存在道德爭議。支持禁止的人通常認為篩選胎兒性別的行為表達、鞏固或甚強化了歧視女性的訊息。然而，篩選胎兒性別的動機並不一定就是歧視女性。舉例，一對有三個女兒的夫婦可能因為想平衡家庭成員的性別比例而篩選新生兒的

10. Biswas, S. (2019, July 25). Have no girls been born in 132 villages in India? *BBC News*. Retrieved from https://www.bbc.com/news/world-asia-india-49109707

性別。再舉例，伴侶其中一方可能因為兒時受母親虐待而難與女性深交，因而希望誕下兒子。這些篩選胎兒性別的動機並不涉及性別歧視。

另外，英國哲學家傑里米・威廉士（Jeremy Williams）提出，假如我們接受女性有權選擇墮胎以免除個人難以承擔的代價，那麼我們亦理應容許女性有權因選擇胎兒性別而墮胎。如果社會存在歧視女性的實質壓力，例如社會不願意僱用女性而使其父母需要付出更多來養育女孩，或者社會以各種方式懲罰誕下女兒的母親，那麼母親選擇放棄誕下女兒是一種自我保護的行為。我們不應該因此怪責母親或禁止篩選胎兒性別的行為，因為那樣形同迫使女性為社會歧視女性的錯誤付上代價。這時候說母親的行為「鞏固或甚強化了社會既有的歧見」只是責怪受害者。社會應該做的是改變性別歧視的陋習，而非禁止女性篩選胎兒性別。[11]

11 Williams, J. (2012). Sex-selective abortion: A matter of choice. *Law and Philosophy, 31*(2), 125-159.

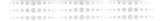

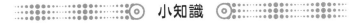

小知識

香港容許胎兒性別選擇或終止懷孕嗎？

香港政府不容許父母選擇性挑選胎兒性別。根據香港法例第 561 章《人類生殖科技條例》第 15.3（a）及（b）的規定，為了避免誕下患有嚴重遺傳疾病的孩子而進行胎兒性別選擇是容許的。否則任何人不得以社會或家庭理由使用生殖科技選擇胚胎性別。

根據香港法例《侵害人身罪條例》，下列兩種情況下可在懷孕期二十四週之前在政府指定的醫院或診所內由註冊醫生合法地施行醫療程序。[12] 要申請終止懷孕，必須經兩位註冊醫生共同認為：

- 第一，繼續懷孕危害孕婦生理、心理健康或生命；

---

12 香港法例第 212 章《侵害人身罪條例》第 47 條。

- 第二，嬰兒出生後有很大機率患有嚴重身體或精神
  殘疾。

不少孕婦希望在懷孕二十四週前檢測胎兒有沒有異
常，以便採取適當的抉擇和積極有效的措施，減少缺
陷嬰兒的誕生。在二十四週之後，只有孕婦性命受到
危險威脅的情況下才可以終止懷孕。換句話說，除非
嬰兒出生後身體嚴重畸形，否則以胎兒性別為理由而
終止懷孕屬違法行為。

基因訂做，必然是好？

有人問，如果產前基因檢測不是用於挑選胎兒性
別，而是借助科技幫助人類挑選「優秀」的基因，那又為
何不可？的確，讓孩子遠離嚴重的疾病聽起來沒什麼大
不了，可是，也有人希望利用科技去實現自己心目中渴
求的孩子的特徵，那又怎麼辦呢？試看以下一例，探討
基因訂做嬰兒的另一情況。

先天性失聰可以是由遺傳、基因突變、內耳先天性畸形等等的原因造成，亦有不少父母利用科技避免下一代子女有聽力障礙。在西方國家，如英國、美國，卻出現一個令人驚訝的現象，就是失聰的父母刻意使用科技選擇令孩子天生失聰的基因。哪有這樣的父母？對，就是有。

美國同性伴侶莎朗‧杜切尼奧（Sharon Duchesneau）和卡迪‧麥卡洛（Candy McCullough）分別是精神健康專家及聽覺治療師，共同生活近十年。[13] 兩人均為失聰人士，期望養育孩子的同時，她倆渴望下一代與自己一樣聽不到聲音，擁有共同家庭特色。有別於透過精子庫尋找健康捐贈者，莎朗及卡迪刻意請求一位家族近五代均有聽障的朋友當精子捐贈者，意圖令孩子先天性失聰。獲得該名朋友的精子後，莎朗透過人工受孕方式懷孕，於 2001 年誕下男嬰葛文。後來，臨床診

13. Savulescu, J. (2002). Deaf lesbians, designer disability, and the future of medicine. British Medical Journal, 7367, 771-773.

斷證實葛文左耳出現了嚴重的聽力損失，右耳只有殘餘
聽力。他們的決定和做法固然有其感情理由，但從倫理
觀點出發，以這樣的理由允許父母基因訂做嬰兒是否合
理？

是「殘障」抑或「文化」？

以上的情況，在其他殘障人士亦曾有發生，例如身
材矮小的侏儒症患者希望使用生殖科技來選擇同樣患有
侏儒症的下一代。[14] 各家庭的故事先後由傳媒報導，隨之
而來的不是社會的祝福而是廣泛的輿論譴責，怪責父母
不以孩子利益考慮，自私地蓄意將殘疾加於自己孩子身
上。

假若有人認為利用基因科技避免下一代有殘疾、遺

14 Darshak, M. S. (2006, December 5). Wanting babies like themselves, some parents choose genetic defects. New York Times. Retrieved from https://www.nytimes.com/2006/12/05/health/05essa.html

傳病，抑或是訂做「救命嬰兒」去拯救患病家人是倫理上可接受的，為什麼用相同的技術令後代殘障的「另類設計嬰兒」做法卻招來社會猛烈抨擊？ 是因為父母令一個原本可能是健康的嬰兒患有殘障不可理喻？ 要是父母刻意挑選優秀基因令嬰兒變得更聰穎，學業更出色，你又認同嗎？ 正因出於這種左右搖擺的態度，人們的雙重標準證明大家對於如何恰當使用科技的議題上未能取得共識。

回到葛文的故事。 患有聽力障礙的莎朗和卡迪成長於健全的世界，自小在學校遭受同輩孤立、誤解和歧視。童年時自我形象低落，總覺得自己比其他人少了點東西，曾一度封閉自己。直到升上大學後接觸更多遇到類似遭遇的聽力殘障人士，明白到自己並不是世上唯一不幸的人，慢慢接受身體的缺陷，融入社會。基於二人童年的遭遇，她們有信心能夠養育有缺陷的孩子，了解他們的需要，懂得他們的困難。在接受《華盛頓郵報》採訪時，莎朗和卡迪認為社會不應該受醫學定義單方面

視聽力缺陷為殘障，二人更提倡聽力缺陷為一個文化身份，以使用複雜的手語作為溝通管道引以為傲。[15] 二人質疑，假若他人有權利去選擇下一代的性別，為何要剝削她們選擇兒童的自由？ 這又是否雙重標準的表現呢？

在《華盛頓郵報》的深入訪談中，莎朗和卡迪細訴了決定生下失聰兒童的理由。她們認為：

失聰是一種身份，而不是需要解決的醫學問題。

渴望生一個失聰的孩子是聾人的驕傲和自我接納的肯定。

聽覺正常的孩子是一種祝福，而失聰的孩子更是一種特殊的祝福。

相比起照顧健全的孩子，我們更有信心照顧失聰的孩子。

15 Mundy, L. (2002, March 31). A World of their own. *Washington Post*. Retrieved from https://www.washingtonpost.com/archive/lifestyle/magazine/2002/03/31/a-world-of-their-own/abba2bbf-af01-4b55-912c-85aa46e98c6b/

孩子的福祉有被剝削嗎？

　　依據傳統生物倫理「不予傷害」原則，我們不能作出有損後代子孫利益的行為。為人父母應當提供兒童基本需要，承擔養育義務與責任，不應於兒童精神上、身體上、心理上等方面造成傷害。聽力是與生俱來的能力，父母怎麼能貿然剝奪一個小孩的能力？假若身體殘疾是因為由先天性突變而導致的缺陷，父母接納現實並誕下患有失聰的小孩乃「愛」的表現。相反，假若父母為了令原本聽力正常的孩子成為自己同類，刻意以科技導致孩子患有失聰，葛文父母相信這亦是「愛」的表現。一般人卻認為這行為乃是父母自私的表現，不但忽視葛文的健康狀況，而且損害他未來發展及福祉，「愛」只是被利用作為掩飾的藉口，於道德上是錯的。

　　於哲學上，非同一性問題（non-identity problem）正正指出我們沒有理由認為父母做了一個錯誤的決定。[16]

16. Parfit, D. (1994). *Reasons and persons*. Oxford, United Kingdom: Oxford University Press.

一個人的存在以及演變至今時今日的自己往往基於生物上、社交上，以及生活上偶然的機遇。簡單來說，今天的我出現在於某年某月某日某刻，父母精卵子結合成一受精卵而逐漸孕育的結果。任何一個時間點出現的變數都會直接影響未來胎兒的身份。倘若父母提前一個月或晚一個月受孕，存在於這時空不是現在的「我」而是另外一個「我」。

認為父母的行為導致葛文患上嚴重失聰是錯誤的決定的人，所考慮到的大前提是葛文沒有失聰的話會活得更好。假若父母選擇另一健全的胚胎，同樣取他名為葛文，與失聰的葛文也不會是同一個人。難道人的存在價值不是最難能可貴嗎？有出生總比從沒出生好。倘若父母沒有選擇失聰的胚胎，那就沒有生命的開始，意味著失聰的葛文未曾出現在這世上。即使生命帶有缺陷，也值得生活，父母選擇生下葛文是有利於孩子的行為，並不見得不好。

二、基因編輯

基因大洗牌

　　昔日以為科技能夠篩選異常基因或預防嚴重缺陷已經是發展的極限，誰估計到生物基因工程科技有突破性的研發，開拓「基因改造」（genetic modification），甚至「基因編輯」（gene editing）之路。

　　基因改造通過生物科技改造生物的遺傳物質，將生物 A 的基因轉移植入至生物 B，從而創造新的品種，令其形狀、特性、品質有所改變。基因編輯稍有不同，不需要加入外來品種的基因來改變遺傳序列，以純科技方法精確地添加、刪除、修改基因，改變生物基因譜。

日常生活中不乏改造及編輯基因技術的例子，當中以應用於農業科技人盡皆知，基因改造食物（genetically modified food）早已融入在我們的飲食文化中。不得不提全球人口急速上升膨脹，加上極端氣候變遷減少農作物產量，威脅食物需求及供應的隱憂，促使這技術在農業上廣泛應用，讓穀物能夠抵禦細菌或病毒，減慢食物組織軟化、腐爛等效果。改造技術亦可以加快細胞分裂速度，提升農產量，增加經濟利益。有生物科技公司亦應用基因編輯技術於畜牧業上，嘗試改造豬隻免疫基因序列，藉此提高豬的免疫力來抵抗病毒感染，或修改豬隻細胞表面蛋白質，使病毒無法進入體內。

「基因編輯嬰兒」

萬萬想不到，有科學家於人體身上應用基因編輯。2018 年，中國科學家賀建奎宣稱世界上第一對經基因改造的嬰兒於中國誕生。賀建奎及研究團隊利用

CRISPR/Cas9 基因編輯技術，改造一對雙胞胎嬰兒胚胎細胞裡的基因，令嬰兒擁有對愛滋病的抵抗力。先撇除研究結果的成與敗，使用科技治療疾病理應是好事，為什麼基因編輯技術用於人類會引起鋪天蓋地的報導？

第一，賀教授有關愛滋基因編輯的研究在醫學上沒有充分迫切性。雖然那對參與賀教授研究夫婦的男方是愛滋病患者，但現時的醫學已有完善的方法減低下一代受感染的機率。男方可（一）接受抗病毒藥物治療控制病毒，有效地控制及延緩病情進展；或（二）利用「洗精技術」將精液中的病毒殺死，然後提取出健康的精子，再以人工授精方法注入女方的子宮腔內使其懷孕，生下健康的孩子。

第二，基因編輯技術目前尚未成熟，研究過程中有可能出現基因突變，並引致畸形或先天性疾病，例如癌症或其他新的疾病，有可能遺傳至下一代。倫理學家和科學家達成「十四天規則」協議，要求任何使用到人體胚

胎的研究實驗必須在受精後兩星期內結束（見第四章）。早於 2015 年第一屆人類基因組編輯國際峰會，[17] 各國科學家認為基因編輯技術不是完全成熟，僅限於研究階段而不能擴展到臨床應用。現階段把已被編輯的胚胎孕育成人未免言之過早，當中涉及的長遠未知風險遠遠大於單純阻止嬰兒感染愛滋病作為利益。

　　第三，即使技術發展至更成熟和更安全，應用編輯技術於人類胚胎，並把已編輯的胚胎孕育成人，亦會引起倫理道德的爭議。人們可利用技術剔除不良基因，甚至可以選擇各種優秀基因及喜歡的特徵。但何謂「優秀」？何謂「不良」？這些主觀的概念難以定義。事實上，賀團隊所利用的技術並不是最新的方法。一直沒有科學家編輯人類胚胎是因為此行為會越過倫理道德的框架，當中涉及改造人類，令人擔心科技改變生命自然規

17　Organizing Committee for the International Summit on Human Gene Editing. (2015). *On human gene editing: International summit statement*. Retrieved from https://nationalacademies.org/gene-editing/Gene-Edit-Summit/

律及扭曲生命的意義。美國國立衛生研究院院長法蘭克・科林斯（Francis Collins）明確指出以生殖為目的去編輯人類胚胎基因，是「一條不可踰越的界線」，引起多方面的倫理和哲學問題。[18] 第二屆人類基因組編輯國際峰會委員會表明設立道德框架的迫切性，建議制定適當措施來處理新興基因技術引申的倫理、道德及社會問題。[19]

18 Gallagher, J. (2015, April 30). US 'will not fund research for modifying embryo DNA'. *BBC News*. Retrieved from https://www.bbc.com/news/health-32530334

19 The National Academies of Sciences, Engineering, and Medicine. (2018). *Statement by the organizing committee for the second international summit on human gene editing*. Retrieved from http://www8.nationalacademies.org/onpinews/newsitem.aspx?RecordID_11282018b

三、干預人體基因的倫理

扮演上帝的角色是錯？

　　反對使用人工輔助生殖科技及反對基因篩選中最具
影響力之一來自宗教團體。雖然宗教信仰純屬個人的選
擇，但是宗教對人工生殖科技的看法，除了反映傳統守
舊派的價值觀外，還對外界產生影響力。天主教對生物
倫理的一些價值觀，也獲得不同宗教信仰的人認同，值
得參詳。

　　天主教教廷信理部分別於 1987 年及 2008 年發表
《有關尊重生命肇始及生殖尊嚴的指示》 及發表《人性

29. Congregation for the Doctrine of the Faith (1987). *Instruction on respect for human life in its origin and on the dignity of procreation.* Vatican City: Vatican Publishing House.

尊嚴：就某些生物倫理問題的訓令》[21]，明確表達對人工生殖科技的反對立場。相關的文獻除了表達天主教的官方立場之外，亦倡議各地立法禁止種種涉及人工生殖科技的行為，包括非婚姻關係之內的捐精與捐卵、製造或儲存胚胎來協助受孕、毀棄胚胎與代孕等。

天主教官方的核心立場是：只有在夫妻婚姻關係之內以自然交合完成的生育，才是完全合乎道德的。教會並不接受輔助生殖技術所帶來的人為偏離與干擾。因此，教會反對將交合與生殖過程分離的做法。體外受精或者人工受孕的做法，明顯地將交合與懷孕分開，而代孕則把懷孕與撫養過程分開。

大家不妨參考 1987 年的文獻裡相當重要的部分：[22]

人類生殖何以須在婚姻內實行？每一個人都應被視

21 Congregation for the Doctrine of the Faith. (2008). *Dignitas personae: Instruction on certain bioethical questions*. Vatican City: Vatican Publishing House.
22 見本章註 20。

為天主的恩賜和遐福，然而，從道德觀點來說，以真正負責的態度生殖的胎兒必須是婚姻的果實。

由於父母和孩子的人性尊嚴，人類的生殖具有特殊的性質：男女雙方合作，依靠造物主的力量而生殖新人，須是夫婦互相獻身、互愛互相尊重經由彼此合作而成為父親和母親的權利。

嬰兒有權在母體受孕、妊娠，出生以至在父母的眷顧下成長：經由社會認可的與其父母關係，孩子可發現自己的身份，獲得適當的發展。

父母在孩子的身上證實和滿全他們的互相奉獻：孩子是他們的愛情印記，是他們夫婦共融的永久標誌，是他們父愛和母愛的活躍、堅定而具體的反映。

由於人的使命和社會責任，孩子及其父母的利益也就是社會公益；社會的活力和安定有賴於孩子從家庭步入世界：家庭就是建基於婚姻之上。

> 教會的傳統和人類學的結論均承認，只有婚姻及其
> 鞏固的緊密組織方可肩承真正負責的生殖。

假如生育是一份神聖的禮物，人工輔助生殖科技有可能被視為一種僭越上帝權能的行為。以下我們嘗試細分出幾個不同的可能理據與回應。值得注意的是：即使有共同信仰的神學家與倫理學家，都未必會完全認同教會的官方立場，亦未必抱持一樣的意見。本章節只能夠略述一二。

違反自然與人性？

只有「依靠造物主的力量而生殖」才合乎道德。這個觀念認為家庭與生育是上帝的安排，人不應嘗試「扮演上帝」的角色，以人類的科技來操縱生命的創造。人工生殖科技違反了神的旨意，犯了褻瀆之罪。若將「上帝」一詞替換成「自然」或者「人性」，便變成「人工生殖科技違反自然」，這個版本比較貼近世俗。基督教倫理學家保

羅・南斯（Paul Ramsey）指出，人工生殖科技違反了人類應有「對自然的虔敬」（natural piety）。

初時，這個論點試圖以「神的旨意」來訂定一條不可踰越的道德界線。那麼，人工生殖科技、基因工程等均超越了這條底線。後來，宗教的影響力式微，世俗主義抬頭，現代社會已不再視「神的旨意」為至高的規範。於是，合乎「自然」或者「人性」與否便取而代之，成為這方面道德界線的新準則。縱然有了新準則，爭議性的問題仍然不絕於耳。舉例說，難道這些科技發展與使用，不可以同樣是神的安排嗎？同樣道理，難道使用科技與工具不是出於人類的自然能力，或發自人性嗎？這樣看來，我們似乎沒有理由確信發展與使用人工生殖科技違反了「神的旨意」、「自然」或「人性」。

也許，有人認為生命的起始與終結是人類不應介入的範疇。英國哲學家亞倫雷・德利（Aaron Ridley）指出，假如我們認同「人類不應介入生命的起始與終結」，那

麼我們便要承認一切醫學介入的做法皆不道德的荒謬結論。換句話說，假如我們認同「人類不應介入生命的起始與終結」，那麼我們就不應該減輕人在瀕死與生育時面對的痛楚，甚至不應該醫治危疾，因為人為的介入就是不自然。[23] 因此，世俗哲學家大多認為，即使人工生殖科技屬於「不自然」的範疇，卻並非代表不道德。要麼一切的人類活動都是自然的，因為人類與科技本身就是自然的產物。要麼科技的使用違反自然，但這亦不表示使用科技就不道德，否則就會帶來反對一切使用科技的荒謬後果。科技的使用固然涉及不同的風險，而且不當的使用亦可以帶來沉重的代價，但是我們沒有理由認同「科技必然是惡」的論點。

自然生育的特別意義？

反對任何體外受精或者人工受孕的理據，一般有兩

---

23 Ridley, A. (1998). *Beginning bioethics a text with integrated readings*. New York, NY: St. Martin's Press.

第二章 訂製「完美嬰兒」不是夢？ 基因編輯術挑戰道德底線

種說法。第一，傳統的家庭生育才是合乎上帝旨意／自然／人性的做法。第二，以夫妻的肉體交合達致生育的過程，具有特別意義與價值。教會在 1987 年的文獻記載：

> 如此的受孕才是合法……夫婦共同獻身的婚姻行為開闢了生命恩賜的機會。那是一種身心合一的行為。夫婦在他們的肉身之中，並且經由他們的肉身，滿全他們的婚姻，並且可藉此成為父母……在夫婦體外完成的受孕，喪失了身體語言和夫婦共融的意義和價值。[24]

教會反對將交合與生殖分開。這與教會反對避孕的理由同出一轍。避孕使交合脫離生殖，而體外受精或者人工受孕則使生殖脫離交合。同樣的論點亦適用於代孕上。

　　不過，即使我們認同交合與生殖的合一有其獨特意義，夫妻的愛不一定要透過肉體交合的生殖行為來表達。不進行肉體交合就不見得會無法表達夫婦或者家庭的愛。美國哲學家邁克爾・貝勒斯（Michael Bayles）認為這說法錯將性行為與家庭的愛混為一談，兩者根本沒有必然關係。[25] 作為一個家庭，我們似乎不應著眼於肉體交合和受孕與否的問題，而應該是家庭的養育條件及孩子的成長質素等。

重現《美麗新世界》的恐慌

　　有人將輔助生育科技與英國著名的反烏托邦[26] 作品《美麗新世界》（*Brave New World*）所描述的可怕未來世界聯想在一起。故事描述未來的生殖過程，由卵子

25 Bayles, M. D. (1984). *Reproductive ethics*. Englewood Cliffs, NJ: Prentice-Hall.
26 反烏托邦（dystopia）形容人們在虛構的社群裡過著與理想社會相反，非人性的可怕生活。普遍反烏托邦的主題設定於政治、經濟、環境、宗教、倫理道德和科學技術方面，題材有關極權政府、生態災難或其他社會性的災難性不公義的事情。反義詞是烏托邦（utopia），形容一個理想社群和社會的構想。

受精，再入「樽」，等待嬰兒成熟以至出生，全部都在人類體外進行，在實驗室內完成。而故事中令人不寒而慄的是以科技操縱社會的失控狀態，例如政府利用科技洗腦及教育民眾，並以藥物安撫人的情緒等。有人憂慮輔助生育科技的下一步就是實驗室造嬰，最終變成完全由國家以科技來操控的「美麗新世界」。美國生物倫理學家利昂•理查•卡斯（Leon Richard Kass）認為容許體外受精會為實驗室造嬰的發展打開大門。但是，利昂的邏輯說法指出：「如果你接受體外受精的做法，那麼你就會接受實驗室造嬰，那麼你就接受人以科技操縱他人。」縱使句子表面上看似帶有因果關係，這類說法可能有犯了滑坡謬誤之嫌。第一，接受體外受精的人有可能是因為高齡、身患頑疾、不育等許多原因，不得不選擇人工方法去懷孕。在沒有足夠舉證下，直接把「接受人工生殖科技」理解為「接受實驗室造嬰」是一個不合理的因果推論。第二，就算句子「接受科技一圓生兒育女願望」及「接受科技操縱他人」有相關聯繫，兩句之間的因果關係不是必然的。把沒有絕對因果連結的前後兩者強行連貫

一起犯了片面性錯誤（可參考「滑坡邏輯謬誤」的小知識）。

另外，美國哲學家薩米爾·格洛維茲（Samuel Gorovitz）重視實質證據，認為單純強調「如果我們不好好控制行為便可能會帶來惡果」的說法來反對體外受精，並沒有足夠的說服力。他更以反諷的形式寫道：「一個一直從奧哈馬（美國中部城市）向西行的人最終會墜入大西洋——如果他不停步的話。」[27] 意思是，即使平常行為，如果總是把想像延伸到極點，那麼莫說體外受精，連直線走路也很危險了。他相信在醫學的治療與研究層面上，人仍然有足夠能力去判斷與阻止惡果降臨。

遺傳多樣性

科技介入自然生育對人類生態有一定的影響。遺傳

---

27 Gorovitz, S. (1982). *Doctors' dilemmas: Moral conflict and medical care*. New York, NY: Oxford University Press.

多樣性（genetic diversity）是指相同物種之間的基因差異，例如不同血型、高度、脂肪厚度等，是生物適應環境變化的關鍵。人類在「物競天擇，適者生存」的自然規律下，隨著生態環境、社會變遷、生活形態、科技發展等外在條件的影響下進化。以長頸鹿為例，有些長頸鹿的頸部比其他同類較長，身高優勢較容易接觸到更高樹分支的綠葉，而較矮的長頸鹿因身高的限制未能得到足夠食物。這些較矮的長頸鹿因為不足的外形條件容易受環境競爭比下去，甚至面臨絕種的危機。相反，較高的長頸鹿受利於生態環境，在生存繁殖上佔有優勢，頸部較長的特徵得以遺傳下去。

想像一下，假若世上只有一個高度的長頸鹿，萬一牠們身高局限未能接觸到距離地面較高的樹葉而迫於捱餓，整個長頸鹿群體很容易受到環境改變而面臨絕種的威脅。因此，遺傳特徵種類越多（如身高差別），長頸鹿適應外在環境的能力就越強。

圖 2.2　長頸鹿進化論

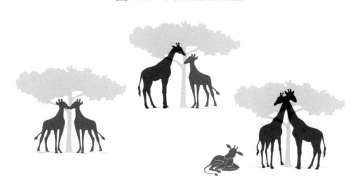

　　從積極方面而言，科技能夠操縱基因及防止疾病的
出現，對人類健康有正面影響。從消極方面而言，有美
國環境倫理學者質疑驟然移除某疾病基因可能會降低人
類的遺傳多樣性，威脅到人類健康和生存能力，增加了
人類遇到特殊環境變化時滅種的危機。[28] 科技如何在社會
持續發展的原則及道德標準下正面或負面地影響人類遺
傳進化及健康，視乎政府如何在自由市場經濟政策管制
科技的使用。

28. Resnik, D. B. (1997). Genetic engineering and social justice: A Rawlsian approach. *Social Theory and Practice*, 23(3), 427-448.

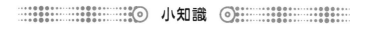

小知識

優生學

英國自然學家查理斯・達爾文（Charles Darwin）於 1859 年發表了《物種起源》（*On the Origin of Species*）。他提出隨著世世代代的繁殖，一些有利物種生存的特徵與行為會成功遺傳而得以保留，而一些不利物種生存的特徵與行為則會被淘汰，這個演變的過程被稱為「物競天擇」（natural selection），其中亦被認為體現了「適者生存」（survival of the fittest）的原則。後來，達爾文的表弟高爾頓（Francis Galton）於 1883 年提出了「優生學」（eugenics）一詞，提倡以人為控制與干預的手段加快「物競天擇」的緩慢過程，達到推進人類演化的效果。當時很多科學家包括達爾文亦覺得優生學的意念十分吸引。

踏入二十世紀初，一些科學家與社會學家提出以禁婚、兩性區隔與強制絕育等手段阻止癲癇症病人、智

障人士、精神病人與罪犯等「不適者」（unfit）繁衍後
代。歐美一些地方更加採納與實施了相關的建議，當
中亦不乏宗教人士的支持。然而，天主教教廷基於「一
切人類生命皆神聖」的原則大力反對優生學，曾阻止
了一些天主教具影響力的歐美地區通過相關的絕育措
施。歷史轉捩點乃德國納粹以「優生學」之名進行殘酷
的種族清洗，其手段之恐怖使得「優生學」在二戰過
後幾乎變成了邪惡的同義詞。不過，有些當代思想家
仍然相信只要有正當的方法與動機，優生學最終或會
走出歷史陰霾。例如，有人提出在不違反個人生育權
利與不會造成嚴重傷害的情況下，基於社會公義的考
慮，應該讓人篩選基因以改善其後代的福祉。

基因檢測變成「高科技算命」？

　　科學理論被視為最可靠的知識。雖然胚胎植入前基因診斷能遏止遺傳病傳給下一代，但是有不少人認為基因診斷違背自然生育的理念，對此持否定態度，擔心科技會演變為實現優生學的手段。由於越來越多人爭相研究基因與智慧的密切關係，市面上充斥著推行基因檢測的醫療機構，聲稱能夠以孩子的唾液分析其智商、情商和營養健康方面的先天優勢。天賦特徵雖然跟先天基因有關，但不是由單一基因形成，而是與多種基因有關連。換句話説，基因檢測難以準確地預測一個人的智商。並且，後天的教育栽培的影響更為重要。父母對於能夠利用科學數據預測未出生的嬰兒的天賦潛能，趨之若鶩。如此一來，把基因檢測標籤為「高科技算命」，實不為過。然而，基因檢測的實際功效，往往在商業營銷推廣中被誇大，名過其實。

　　新興基因技術急速發展令父母產生追求生一個「卓越」、「完美」嬰兒的迷思，任何疾病及缺陷都成為父母進行基因檢測的理由。想像一下，假若準父母只要願意花金錢，當基因檢測如飲茶吃點心般一樣挑選胚胎或胎兒的健康、膚色、性格等特徵，自然生命的價值彷彿取決於父母的個人喜好，變得十分兒戲。近年，不少基因公司積極開發更多檢查嚴重疾病以外的遺傳條件，如嬰兒的智商、頭髮和眼睛顏色，社會進一步陷入現存的「操縱人類基因」、「違反自然」、「墮胎」、「歧視」、「優生學」等道德倫理窘境。

- 試以「胚胎植入前基因診斷」為題，列出科學為人類帶來的好處。若不正確地利用科學，又可能會帶來什麼壞處呢？政府應扮演什麼監管角色？

- 「父母可因應他們的喜好，利用科技改造孩子的遺傳特徵。」你在多大程度上認同以上看法？當中涉及什麼倫理問題？

- 尊重和接受有先天缺陷的殘疾人士（包括嬰兒），與提供或推廣基因檢測預防缺陷有沒有矛盾？試引用恰當例子，論述科學在創造「理想生命」抑或是在逐一突破人類道德底線。

- 你對父母利用科技訂做救命嬰兒有什麼看法？你認為這做法會剝削救命嬰兒的生命和存在意義嗎？

- 你是否贊同「父母應擁有賦予選擇嬰兒性別的權利」？試提出一個支持和一個反對這項聲稱的論據，解釋你的立場。

- 創新技術帶來的挑戰與日俱進。發展一日千里的基因技術是「治療疾病、造福人類」抑或是「改造人類、違反倫理」？試闡述你的立場並加以說明。

第三章

複製人，
有這一天嗎？

近年迅速發展的生物工程科技令以往只能在科幻電影或小說出現的複製人橋段變得真實。當複製生命技術克服技術上困難，並成熟至能複製靈長類動物時，複製人類的可能便不是紙上談兵，甚至指日可待。正因這類複製技術引發難以估計的影響，對社會帶來不少隱憂。

一、複製技術

複製（cloning）泛指無性繁殖，即在沒有精卵結合（受精）過程下繁殖擁有相同遺傳特徵的後代。在自然生物界，常見的無性繁殖有單細胞生物，包括細菌或植物，如鞭毛植物、矽藻、綠藻等。

人工複製分別有三種：

1. 基因複製 （gene cloning）：複製某段基因序列

2. 治療性複製 （therapeutic cloning）：透過實驗，誘導幹細胞分化成各種細胞或器官作醫療用途

1　National Human Genome Research Institute (2020) Cloning Fact Sheet. Retrieved from: https://www.genome.gov/about-genomics/fact-sheets/Cloning-Fact-Sheet

3. 生殖性複製（reproductive cloning）：複製人／動
   物與被複製者擁有完全相同的基因

複製技術的發展

「綿羊多莉」的誕生

　　早於 1962 年前，有科學家成功利用科學複製青
蛙。[2]「綿羊多莉」的誕生家喻戶曉，牠是史上第一隻成
功複製的哺乳類動物。哺乳類動物必須經過卵子和精子
的結合才能長成新個體，但綿羊多莉是世界第一隻用體
細胞（非卵子和精子的結合）發育而成的哺乳類動物，
牠的誕生顛覆了人類對生育根深蒂固的認識，震驚了科
學界。

2　Williams, R. (2008). Sir John Gurdon: Godfather of cloning. *Journal of Cell Biology, 181*(2), 178–179.

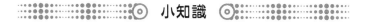 小知識

體細胞

人體的細胞大部分為分化成熟的細胞，稱為體細胞（somatic cell）。一般的體細胞分化後停止增生，不會轉化為其他細胞種類。

幹細胞

幹細胞（stem cell）又被稱為「萬能細胞」，具備「再生」能力，能夠（一）修補受損組織及（二）分化至各種組織器官的潛能，於再生醫學（regenerative medicine）扮演重要的角色。第一章提及的「救命嬰兒」一例正是使用胚胎幹細胞成為有效治療疾病的手段。

1996 年，研究團隊首先分別從一隻黑羊取得未受精的卵子，去除細胞核變成「空心」卵子，再從另一隻白羊（複製對象）摘取未受精的卵子的細胞核。然後，研究員將黑羊的「空心」卵子和白羊的細胞核放在一起，通過電擊，兩個細胞在試管內互相融合並分裂變成複製胚胎，再植入到另一隻代孕黑羊子宮內（見圖 3.1）。這技術名為「體細胞核移植」（somatic cell nuclear transfer）。

1996 年 7 月 5 日，代孕黑羊生下白羊多莉。直到 1997 年 2 月 22 日，即多莉出生後七個月，研究團隊才發放研究消息，就支持及反對複製動物技術展開辯論。當時社會對多莉出生的反應趨兩極化。一般大眾、倫理哲學界及科學家的主流觀點普遍反對複製動物的科研，質疑這舉動如操控自然界並扮演上帝，有違背自然規律之嫌。他們認為需要以社會及道德責任禁止貪婪的科學家踏入違背倫理的科學禁區。另一方面，亦有少數人認為複製技術是拯救瀕危動物的福音，讓已絕種的動物有機會重現。

圖 3.1　複製綿羊多莉的過程

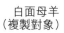白面母羊
（複製對象）

黑面母羊

體細胞

卵細胞
（未受精卵）

摘取體細胞內
的細胞核

去除細胞核
的卵細胞

電擊融合

細胞分裂
發育成胚胎

植入另一隻
黑面母羊的子宮內

「綿羊多莉」
誕生

多莉在七歲時因感染肺病和關節炎死亡，比綿羊的正常壽命約十二年短，令社會反思複製技術對生命價值的影響。為紀念高科技發展上的里程碑，多莉的標本至今保存於蘇格蘭國家博物館，開放給公眾觀賞。[3]

技術大躍進——複製猴

自此之後，世界各地的科學家先後利用體細胞複製了兔、豬、牛等哺乳類動物。基於生物遺傳工程技術上的難題，一直未有研究團隊成功複製與人類最相似的靈長類動物，如猿猴、獼猴、猩猩等。研究員發現複製胚胎在早期沒有異樣，但移植至代母猴體內卻停止發育，未能持續成長及演變成孕。當深入仔細探討這問題時，研究員發現複製胚胎細胞裡的染色體數目較正常不同，猜疑細胞於分裂過程中出現問題，令胚胎無法持續生長是實驗失敗的致命點。

3　National Museums Scotland. *Dolly the sheep*. Retrieved from https://www.nms.ac.uk/explore-our-collections/stories/natural-world/dolly-the-sheep/

上海中國科學院研究團隊歷經五年的實驗，於 2018 年在複製猴技術上取得突破性發展，研究結果更於國際權威學術期刊《細胞》封面刊登。[4] 研究團隊成功培養出七十九個基因一樣的胚胎，分別植入二十一隻代孕母猴子宮內。當中，有六隻母猴成功受孕，最後僅兩隻複製長尾獼猴成功出世，名為「中中」及「華華」（見圖3.2）。

科學是把雙刃劍

既然複製技術具爭議，為什麼不直接頒下禁令停止這類的科學研究？基於猴子等靈長類動物與人類的基因極為相近，比起其他實驗室常用的動物，例如老鼠、果蠅、兔子，用猴子作實驗動物更具研究價值。複製靈長類動物的技術不但能夠培育與人類相似的動物，又能夠生產大批基因完全一致的動物模型進行實驗，這可能有

4　Liu, Z., et al. (2018). Cloning of macaque monkeys by somatic-cell nuclear transfer. Cell, 172(4), 881-887.

圖 3.2　複製猴的過程

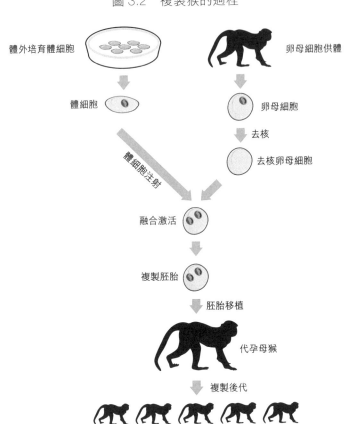

體外培育體細胞　　　　　　　卵母細胞供體

體細胞　　　卵母細胞

去核

去核卵母細胞

體細胞注射

融合激活

複製胚胎

胚胎移植

代孕母猴

複製後代

助於人類疾病的研究，例如認知障礙症、柏金遜症等，尤其在研究病理與治療方法方面。

　　可是，成功的背後，複製動物的健康卻可能被人忽視。研究人員觀察到複製綿羊和其他哺乳動物的重要器官出現各種缺陷，引致過早衰老和免疫系統問題。多莉共同創造者之一，英國科學家伊恩・威爾穆特爵士（Sir Ian Wilmut）接受《時代雜誌》（*Time Magazine*）訪問時提及無數的障礙和失敗成就今天的科研。複製羊多莉是一個例子。多莉是經過接近三百次的實驗中唯一成功倖存的複製品。依照統計，大約 90% 的複製實驗都失敗，有些複製羊患有心臟衰竭、呼吸困難、肌肉和關節問題。[5] 同樣問題亦發生在其他複製動物身上。在成功複製的四隻豬之中，[6] 一隻於出生後數天便夭折，剩下的三隻

5　Whitfield, J. (2003). Obituary: Dolly the sheep. *Nature*, 534(7609), 604.
6　豬隻器官的大小、生理與解剖結構與人類最為相似，有科學家認為複製動物未來可能成為人類器官移植的重要來源，解決器官短缺的問題。

也逃不了厄運，活了幾個月便過身。[7] 科學家懷疑複製過程損害了讓動物正常成長的基因表達機制，推算是複製動物未老先衰，較正常動物死得早的主要原因。

　　英國非營利機構善待動物組織（People for the Ethical Treatment of Animals）的科學政策顧問茱莉亞・貝恩斯博士 （Julia Baines）形容，最近的複製猴就是科研孕育最新的科學怪人，既可怕，又殘忍。茱莉亞認為以「醫療性」的名義複製動物其實對解決人類疾病沒有多大價值，實驗過程中反而令動物受苦，弊多於利。[8]

7　Lee, J. W., et al. (2003). Production of cloned pigs by whole-cell intracytoplasmic microinjection. *Biology of Reproduction, 69*(3), 995-1001.

8　Baines, J. (2018, January 24). PETA condemns 'Frankenscience' horror show as monkey is cloned for the first time. *PETAUK*. Retrieved from https://www.peta.org.uk/blog/peta-condemns-frankenscience-horror-show-monkey-cloned-first-time/

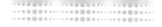

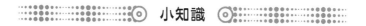

小知識

何謂雙刃劍?

雙刃劍一詞常用於倫理文獻上,形容事件均帶有正反兩方面,需要從多角度視野列舉事件的好處及壞處,衡量利弊。

以抗生素的研製為例,抗生素藥物對於治療細菌感染非常有效(正面)。在醫治肺炎或細菌性腦膜炎等嚴重傳染病時,抗生素不可或缺,但不是所有傳染病均需用上抗生素。不正確使用抗生素會令其效用降低,不能再對抗細菌,令傳染病在社區肆虐(反面)。可是,不少病人仍然錯誤使用抗生素,以為服用抗生素可治療輕微或可自行痊癒的疾病。濫用抗生素會損害人類健康,增加耐藥性細菌和超級細菌的出現,後果十分嚴重。

另一例子為產前基因檢測。這些基因檢測主要目的是在於了解胎兒的健康狀況，檢查胎兒是否有異常，幫助準父母為迎接新生命而作準備（正面）。可是，萬一胎兒證實患有疾病時，準父母陷入窘境，考慮是否放棄一個原本自己非常渴望的嬰兒來臨。加上，科學能夠檢查越來越多的疾病甚至遺傳病以外的特徵和天賦，帶來更多的倫理挑戰（反面）。

基因編輯 x 複製技術

2019 年，中國科學家更用混合基因編輯技術於生物複製程序上，成功複製出五隻有相同基因缺陷的獼猴。[9] 研究團隊移除獼猴調節生物時鐘的基因，令複製基因改造的獼猴生命規律日夜顛倒，因睡眠時間減少而患

9　Liu, Z., et al. (2019). Cloning of a gene-edited macaque monkey by somatic cell nuclear transfer. *National Science Review*, 6(1), 101-108.

有睡眠障礙，並出現焦慮及精神分裂等症狀。[10] 正因為猴子的基因與人類最相似，此研究能夠幫助科學家明白神經及精神科疾病的發病機制和治療方法。不過，這項實驗引發很多有關動物權利及倫理的疑慮。例如，有些實驗蓄意令動物感染疾病，觀察發病的變化，從而尋找治療方法。實驗動物於身體上、心理上受到痛苦及傷害。動物倫理是生命倫理學另一廣泛分支，不在此作詳細講解。

複製動物商業化

有商業頭腦的人打著「延續寵物性命」的名義，把複製動物從醫學科技引入消費市場。早於 2004 年，美國德州一名女士為了延續與愛貓的緣分，向加州一家生物科技公司諮詢複製寵物的服務，決定花費約四十萬港元（五萬美元）複製剛去世的愛貓。預期之內，科學界和動

10. Qiu, P., et al. (2019). BMAL1 knockout macaque monkeys display reduced sleep and psychiatric disorders. *National Science Review*, 6(1), 87-100.

物保護倡導者的反應都是負面的，認為複製動物仍然是一門實驗性的科學，並未能應用於市場。美國麻省理工學院複製技術專家魯道夫・雅尼施（Rudolf Jaenisch）接受英國《衛報》（*The Guardian*）訪問說：「複製死去的寵物是一個荒謬的想法。即使複製寵物看起來一樣，但值得擔心的是複製寵物的壽命比同類品種的動物較短，還會出現嚴重的健康問題。」[11]

亞洲人迷戀寵物的程度不亞於西方國家。繼全球第一大寵物貓狗市場的美國，中國全國寵物貓狗數目的增長更超越人口增幅，成為世界第二大的市場。寵物近年逐漸走入家庭，甚至被視為「家人」，主人往往以「貓奴、狗奴」自居。看準時下的人對寵物的溺愛，龐大的市場帶來五花八門的商機。繼世界首隻複製寵物狗史露比在南韓出生後，[12] 有南韓生物學家開設一家生物科技公

11 Goldenberg, S., & Jha, A. (2004, December 24). The world's first cloned pet (cost $50,000). *The Guardian*. Retrieved from https://www.theguardian.com/world/2004/dec/24/sciencenews.genetics

12 Kim, M. J., et al. (2017). Birth of clones of the world's first cloned dog. *Scientific Reports, 7*(1), 15235.

司，專門為家庭複製寵物犬以延續「愛」及受政府委託複製帶有「優秀犬隻基因」的警犬或搜救犬為社會服務。直至最近中國北京成功複製首隻寵物貓後，市民大眾紛紛慕名而來，複製自己的愛寵。北京中國農業大學教授王楚端評述，「它（複製寵物）滿足了主人精神上的需求，增加其幸福感。這也是一種市場需求，有何不可呢？」[13]

複製動物商業化的好與壞

據《香港 01》報導，現時複製一隻寵物收費約七十萬港元。[14] 目前，在法律上，各國對於複製動物都沒有明

13 萬瑞黎：〈中國首隻複製貓誕生背後的故事〉，《紐約時報中文網》，2019 年 9 月 6 日。取自 https://cn.nytimes.com/business/20190906/china-cat-clones/zh-hant/dual/。

14 陳敬音：〈70 萬港元令寵犬「復活」，韓公司複製寵物商業化惹道德爭議〉，《香港 01》，2017 年 4 月 22 日。取自 https://www.hk01.com/%E5%8D%B3%E6%99%82%E5%9C%8B%E9%9A%9B/72217/70%E8%90%AC%E6%B8%AF%E5%85%83%E4%BB%A4%E6%84%9B%E7%8A%AC-%E5%BC%A9%E6%B4%BB-%E9%93%95%E5%85%AC%E5%8F%B8%E8%A4%87%E8%A3%BD%E5%AF%B5%E7%89%A9%E5%95%86%E6%A5%AD%E5%8C%96%E6%83%B9%E9%81%93%E5%BE%B7%E7%88%88%E8%AD%B0/。

確的規定，複製動物的商機幾乎在「監管真空」的環境中往前發展。複製技術應用於寵物上正是一個例子，説明科技創新如何影響社會轉變。當中的倫理問題和道德爭議還未被徹底探討前，市場上充斥著不被管制的複製寵物商機令人擔憂。

其實，人類馴化動物的歷史一直離不開以人工方式操控動物的繁殖，卻鮮見有人以扮演上帝或者違反自然來指控人類馴養動物的行為，亦遑論習以為常的屠殺與傷害動物以作飲食與實驗之用的行為。這些現象大抵反映一般人相信非人類動物的道德地位較人類低，因而人類可以任意對待許多非人類動物，而這種態度究竟有多正確則是動物倫理的範疇了。此處不作詳論。

二、複製人，不可能吧？

　　科學家複製人類的意圖引起權威性科學團體、世界組織，甚至國家總統的關注。1998 年，聯合國教科文組織（UNESCO）意識到生命科學衍生對人類的尊嚴、權利和自由的倫理問題，通過了《世界人類基因組與人權宣言》，明確禁止複製人類基因與相關之科技研究活動。英國著名皇家學會（Royal Society）認為作為負責任的科學家不應忽視公眾利益，強行複製人類乃不合乎道德的研究。[15] 先後有多個國家計劃立法禁止複製人類的行為，政府甚至明言不會資助一切複製人類或人類胚胎的研究。

15. Mayor, S. (2004). Ban on human reproductive cloning demanded. *British Medical Journal*, 329(2002), 1506.

即使如此，先後有多個科學家聲稱成功複製人類。2004 年，韓國首爾大學生物學研究團隊於學術權威雜誌《科學》（Science）發表了論文，聲稱成功複製在試管中的人類胚胎幹細胞。經過獨立調查後，科學委員會發現其研究結果造假，論文亦被撤回。目前，尚無可靠的科學證據證明有科學家成功複製人類。科學家在追求科學的自由突破時，亦突顯了他們對研究的貪婪，令複製人的夢魘再度重現。

電影裡的複製人

複製猴的誕生意味著科學距離複製人技術的發展邁進一大步。你對複製人有什麼想法？你認為複製人有可取的地方嗎？我們應當開放接納科技使人類變得更優秀，或是保守地認為在任何情況下複製人是不可進行的？

　　美國科幻電影《謊島叛變》(*The Island*) 將複製人商品化的題材搬上熒幕。電影描述上流人士在生物科研公司複製自己，以供日後身體出現問題時使用。複製人一出生就居住在與世隔絕的複製基地。他們的生活受極權控制，期盼一天可以被抽中前往「天堂島」，脫離乏味的生活。事實上，複製人命中註定被人剝削。每當複製人的主人發生意外，科研公司就會利用大抽獎作掩飾，把被選中的複製人送去「天堂島」，其實是送到醫院抽取他們的器官提供給其主人，好讓主人的生命得以延續。電影主角後來發現了自己原來只是人類的工具，感到非常憤怒，展開了一場荷李活式的生死逃亡。假若科技允許我們於醫療用途上利用複製技術，視複製人為器官供應者可為社會帶來裨益，看來不是壞事。可是，人類肆意取走複製人的器官，當中是否存有漠視複製人的生命之嫌？與此同時，擔心複製技術被濫用的顧慮也無可厚非。

複製人的倫理討論

　　流行文化作品大大影響了大眾對於複製技術的觀感與意見，而大多數作品都將複製技術描寫成建構未來烏托邦的邪惡工具。例如，深入民心的電影《星戰》（*Star Wars*）系列中，反派陣營便利用複製技術製造出大量高度服從的士兵以進行恐怖的侵略戰爭。由美國生命倫理學家博克（Dan W. Brock）撰寫的文章〈複製人類：道德議題的意見評價〉[16]重新審視議題的正反意見，甚有深思且令人眼界大開，以下的觀點亦大致跟從博克的文章。

　　一方面，從權利的角度看，選擇哪一種生育方法乃屬於個人生育權利與自由的一部分。只要所使用的生育方法能夠成就其正當的生育需要與權益，政府與社會便不應該在欠缺良好理由的情況下強行阻撓或者禁止。

16　Brock, D. W. (1997). Cloning human beings: An assessment of the ethical issues pro and con. In J. Rossant (Eds.). *Cloning human beings volume II: Commissioned papers* (pp.141-164). Rockville, MD: National Bioethics Advisory Commission.

一般而言，有兩種情況構成反對行使某個權利的充分理由。第一，行使某個權利會與其他人的權利產生衝突。第二，行使某個權利會帶來極之嚴重的惡劣後果，不論影響的是個人還是社會。另一方面，從後果的角度看，我們要考慮某個行為可能會帶來的後果整體上屬於利多於弊還是弊多於利。

現時複製生育技術極之不成熟，為孩子帶來極大健康風險，在此情況下，我們不難得出充分良好的理由反對複製生育技術：複製生育技術會危害未來孩子的健康，因而亦威脅著未來孩子健康成長甚至生存的權利。但隨著科學持續發展，或許在可見的將來，我們會認為複製技術不會為下一代構成嚴重的健康威脅。屆時安全以外的道德議題便會成為討論的焦點。

首先，我們可以考慮一些支持使用複製技術的道德理由：

　　第一，個人有權利決定自己的生育方式。不論個人選擇以自然或剖腹生產、人工受孕、代孕服務、產前篩查，還是複製技術幫助其生育，只要能夠成就其正當的生育需要與權益，政府與社會便不應該在欠缺良好理由的情況下強加阻撓或者禁止。尤其在不育的人無法製造精子或卵子的情況下，以複製技術生育是唯一可以使這些人士與其後代維持基因聯繫的生育方法。因此，使用複製技術生育的權利對不育的人特別重要。個人亦有權利以各種正當的方式培育與塑造自己孩子，例如施行教育與提供含特別營養的飲食。複製技術只是幫助個人塑造孩子的其中一個方法。只要技術成熟，應用大致安全，我們便沒有理由反對其應用。另外，現行社會普遍並不要求對下一代所施行的教育與飲食做到絕對安全與有效，因此我們亦不應該單憑恐懼感而要求複製技術做到絕對地安全與有效。

　　第二，複製技術可能為個人帶來的好處：其一，複製人這項技術能夠作為輔助生育技術以外的一個選擇，

為不育夫婦解決不育問題，可有自己基因的下一代。其二，複製生育技術可以避免因夫婦其中一方有遺傳病而令後代患上嚴重疾病與缺陷的遺傳風險。其三，同性伴侶可以不再依靠捐贈者提供的精子或者卵子，避開協力廠商（如精子銀行、捐獻卵子）介入的問題。其四，複製人能夠成為器官移植的來源，解決器官短缺及長時間等候器官移植的問題，甚至有人提出以複製技術製造出永遠處於類似腦死亡狀態的身體以作為個人的「後備肉身」。其五，複製一些對個人來說別具意義的人，例如是已逝世的親人／孩子，免受生離死別的折磨。

第三，使用技術複製傑出人物，將優秀素質傳遞下去，有可能為社會帶來好處。譬如說，複製一些對社會有巨大價值的人，例如是著名物理學家愛因斯坦，其創立狹義與廣義的相對論對物理學奠下重要基礎；發明電燈的美國科學家愛迪生；或於文藝復興盛期開創古典風格的意大利美術家達文西。複製技術能夠永遠保持人類中的最佳基因。

然後，我們再考慮一些反對使用複製技術的道德理由：

假如複製生育技術成熟及大致安全，有什麼理由反對其使用？前文討論到的一些反對使用生育科技的理由，例如扮演上帝、違反自然、破壞家庭完整性等理由亦在此列，此處不再贅述。

美國生命倫理學家托馬斯・默里（Thomas Murray）曾經提到，在一次美國國會就複製人技術舉辦聽證會，有科學家讀出一封來自某位父親的信，表示希望利用複製技術將不足一歲便逝世的兒子帶回人間。默里認為即使這位父親的期望能夠透過科技實現，但期望複製而生的孩子活出另一個逝去孩子的人生，對複製而生的小孩並不公允。他指出「沒有一個孩子應該承受如此壓抑的期望」。[17] 有人可能會進一步提出，人擁有開放或者未知將

17 Murray, T. (2001, April 8). Even if it worked, cloning wouldn't bring her back. *Washington Post*. Retrieved from https://www.washingtonpost.com/archive/opinions/2001/04/08/even-if-it-worked-cloning-wouldnt-bring-her-back/b361ec6b-43a8-49c4-b1ea-fffb0f657149/

來的權利，即是如果有人利用基因複製技術將我的人生預先規劃好甚至預早告知我將來的人生會如何，那麼那個人便損害了我自主個人命運的權利。另外，有人亦可能會提出複製生育對於那些被複製的人不公允，因為人應該擁有獨特的身份或人生的權利。如果有一天我發現有人刻意複製我的身份生活，那麼我似乎亦會覺得自己的權利被他人侵害而生氣。原因是複製身份違反了我擁有獨特身份的權利。

　　不過，這些見解與期望皆錯誤地以為複製生育技術可以完美地複製人格特質，以至可以做出兩個幾乎相同的人格身份。不論是複製傑出人物或是複製已經逝去的孩子，要複製出兩個近乎相同的人皆非複製生育技術可以保證辦得到的事情。複製生育技術的所謂「複製」最終只能夠複製出那些未與環境因素互動而變化的所謂先天的基因組成部分。我們不能夠單憑先天基因的相同就認為兩個人擁有相同或者重複的身份。人的許多重要身份特徵例如性情、品格與智力皆大大受到外在環境與後天

條件差異的影響，基因只是其中一項影響與造就這些身份特徵的因素。事實上，複製技術只是複製遺傳特徵，每個人是獨一無二的，個體、思想、性格受後天環境等諸多因素影響。即使擁有相同的遺傳基因，「複製人」不可能與「真人」完全一樣。因此，歷史人物不會因複製技術「死而復生」。所謂基因決定一切的「基因決定論」，複製技術可以複製出同一個人格是不科學的錯誤見解。

因此，生命倫理學家丹・博克（Dan W. Brock）認為即使假設人擁有獨特身份或人生的權利，亦不見得複製技術會違反它。同樣，即使假設人擁有開放或者未知將來的權利，亦不見得複製技術會違反它，因為先天基因只是其中一項影響與造就未來自我與成就的因素，即使某人知道有一個與自己基因相同的人的歷史傳記，也不會因此就知道了自己的將來。不過，我們仍然可以將相關的憂慮當成一種複製孩子可能會面對的心理壓力。畢竟，我們可以想像如果某人知道自己的同卵雙胞胎是個大罪犯或者大偉人，他可能會因為自我的期許或者他人

的誤解而面對各種程度的心理壓力。

　　使用複製技術可能為社會帶來的壞處：其一，因為誤以為複製人可以隨意被取代，使得社會減低了視他人作為獨立個體的尊重。其二，有人會為了商業利益而複製人類。其三，政府或其他團體或會製造複製人以作不道德或剝削之用。其四，假如未來只複製少數人的基因樣本，這樣可能會減低人類遺傳基因的多樣性。

　　總括而言，博克認為只要能滿足個人正當的生育需要，使用複製技術屬於行使生育權利的行為，亦不見得與其他權利有衝突。然而，社會仍然有理由禁止一些不當的使用情況，例如商業交易或者剝削等不道德的用途。值得一提的是部分好處與壞處乃基於對複製技術可以做出相同人格的錯誤見解。

- 繼複製猴之後，有科學家打算在人類身上應用複製技術。你認為複製人類於科研及醫療上有可取之處嗎？這又是否符合道德？

- 有寵物主人利用複製技術延長其對垂死寵物之情，再續前緣。
  - o 試分析複製寵物的利弊，並剖析容許生物科技公司發展複製寵物商業服務所衍生的道德問題。
  - o 同樣地，容許父母複製他們垂死的子女又是否可行？

- 據估計，約數百多種生物將在二十年內從地球上消失。
  - o 我們應當使用複製技術拯救瀕危動物（如北非白犀牛、台灣石虎、北極狐）嗎？
  - o 當科技發展純熟至讓已絕種生物（如恐龍、長毛象、斑驢）復活。屆時，我們又是否可以這樣做？

想一想？

- 複製人是「人」嗎？
  - o 人類以醫療目的前提下肆意取走複製人的器官的行為是否符合道德？當中是否存有漠視複製人的生命之嫌？
  - o 上述提及那些所謂複製生育技術的「好處」，哪些是最有說服力的理由，而哪些是較為沒有說服力呢？為何？即使完全不同意使用複製生育技術，仍然可以替那些理由作一個高低比較。

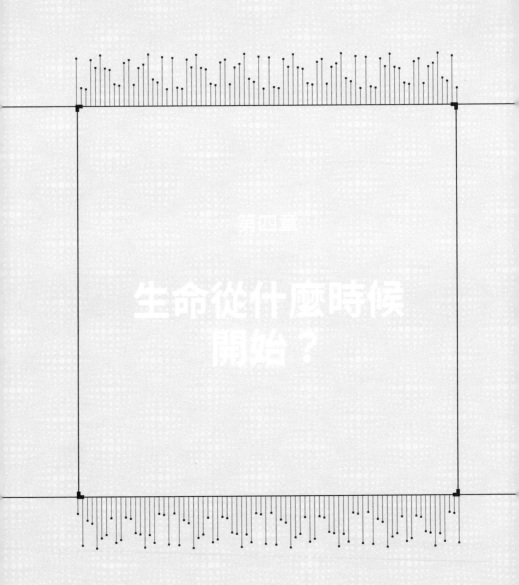

第四章

生命從什麼時候
開始？

你認為生命是從什麼時候開始？嬰兒出生哭啼的那一刻？超聲波檢查測試出懷孕當刻？胚胎於子宮壁著床的瞬間？神學認為精子與卵子結合的瞬間就是生命的開端。人工輔助生殖科技無論在研究階段還是臨床醫療的應用階段無可避免都要使用、改造甚至棄置一定數量的胚胎。假如每一個胚胎都是生命，那科技便有違背尊重生命本質之嫌。

一、胎兒生長發育過程

在探討這深奧的哲學難題前，我們必須從生物學的
角度了解人類胚胎各階段的發育過程（embryogenesis）。
胎兒生長發育可分為三個階段——胚胎前期、胚胎期及胎
兒期（見圖 4.1 及 4.2）。

胚胎前期

胚胎前期（pre-embryonic stage）為受精後第一、
二週。第一天，卵子在輸卵管與精子結合形成「受精卵」
（fertilized egg）。在接下來的數天，受精卵進行分裂，一
邊不間斷地分割成很多小細胞，一邊向子宮移動。在受
孕後第一週的後期，受精卵著床於子宮壁上。

胚胎期

胚胎期（embryonic stage）為受精後第三至第八週。受精卵著床後，受精卵紮實地附在子宮內膜上，發育成「胚胎」（embryo）。一開始，胚胎呈現一個兩層——上胚層和下胚層的圓球體。上胚層細胞通過組織分化成原線（primitive streak）後，繼續形成脊索（notochord）、神經管（neural tube），再逐漸發育成腦部（brain）、脊髓（spinal cord）及神經脊（neural crest），形成周邊神經，即表示神經系統逐漸發展成熟。第六週開始，胚胎慢慢發育成人的雛形，建立各主要身體器官，如心臟、肺及腎，以及機能系統，如循環系統及呼吸系統，胚胎內外已有大部分的構造和特徵。

胎兒期

胎兒期（fetal stage）為受精後第九週至分娩。在懷孕九週之後各器官及機能系統繼續分化，發育中的個體稱為「胎兒」。到第三十七至四十週期間，胎兒發育成熟，出生後成為獨立的生命，即「人」。

圖 4.1　人類胚胎各階段的發育過程

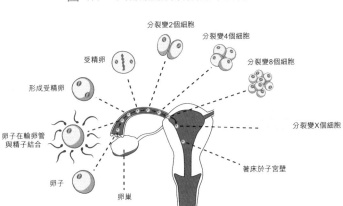

圖 4.2　人類胚胎發育過程時序

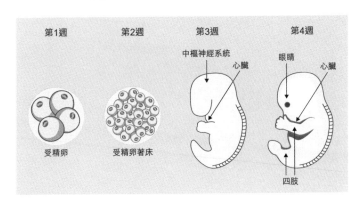

二、胚胎倫理之初探

胚胎除應用於懷孕前基因診斷技術外，更是幹細胞研究不可或缺的實驗材料。可是，胚胎是否應當被視為「人類」？破壞胚胎是否包含犧牲無辜生命，猶如殺人之意？

「十四天規則」

你認為「胚胎是不是生命」？上述提及，胚胎從受精後第三週（即第十四天）開始形成原線，經過發育及分化後逐步形成神經系統，負責接收感官信號並作出反應或動作。人類會感受到痛楚是因為皮膚受刺激後，感覺經由神經系統傳送到大腦，令我們即時產生「縮」的反應。病毒與細菌沒有像人般複雜的神經系統，所以相信它們無法感覺到痛楚。

　　「十四天」是被視為神經系統發育成熟的第一天，暗示著胚胎神經及其他系統於第十四天之前尚未成形，因此不會有任何感覺。「十四天」在上世紀七十年代由倫理學家和科學家達成共識，是胚胎倫理學中的一個重要概念，稱之為「十四天規則」。「十四天」的劃分雖然多少有點武斷，因為不同胚胎之間的發展速度或多或少有些差異，但其以原線的生長預先防範胚胎有神經痛覺的可能，又比起等待至有複雜的神經系統形成時才停止研究與使用的做法更加保守。想像如果我們將同樣的政策應用在非人類動物研究之上，很多現行的動物實驗都要被禁止。政策上，「十四天」的分界線對於尊重胚胎的道德地位來説可謂非常穩妥的做法。

　　不得不提，世界首個人工受孕嬰兒的誕生推動了倫理學家和科學家討論是否可以利用胚胎作為研究。露薏絲・布朗（Louise Brown）的出生證明了在體外創造和維持人類胚胎是有可能的，促進體外胚胎可用於研究或嘗試懷孕的用途，標誌著臨床重大的突破。翌年，美國和

英國相繼圍繞人工輔助生殖技術與胚胎實驗的潛在好處與它所引發的倫理顧慮進行了詳細的諮詢，並發表了實施十四天的政策，終止任何屆滿十四天的使用胚胎的實驗研究（不包括冷凍儲存的時間）。最重要的理由莫過於避開胚胎可能會發展成熟至有痛感的道德問題。現時，世界各地的監管機構和政策制定者，例如加拿大、香港、澳洲、印度、日本、荷蘭和其他國家也以「十四天規則」限制胚胎實驗。

道德關心合理的差異

美國生物倫理學家里昂・查理・凱斯（Leon Richard Kass）說：「在人類的囊胚，即使在受精卵階段，我們已感覺到一股神秘而令人敬畏的力量，一股被一個可以生成出一位無可置疑且完整的人的內在計劃所支配的力

量。它值得我們尊重……最合理的政策應視早期胚胎為一個未可在子宮外生存的嬰兒，而早期胚胎的研究應該受到與嬰兒研究一樣程度的管制。」凱斯將早期胚胎視為初生嬰兒的要求無疑很高。一般來說，胚胎可以儲存一段頗長的時間。英國早在 1990 年訂下人類生殖與胚胎研究法，透過低溫冷凍的處理後，捐贈的胚胎最長可儲存十年，而香港的相關條例亦有跟隨。但若果有研究竟然將初生嬰兒「儲存」長達十年，那無疑會是人道災難。

明顯，初生嬰兒與胚胎可以有很大的差異，而且那些差異或許可以在道德上證明為何我們可以用不同的方式來對待兩者。例如初生嬰兒需要母親的照料來正常發育成長，而早期胚胎則未有這種需要。這些差異一般都會稱為「道德上重要」（morally significant）的特徵。哲學家嘗試找出那些道德上重要的差異來解釋為何我們對某種東西有不同的態度。如果我們最終無法發現甲與乙之間有任何道德上重要的差異，那便表示兩者有相同的道德地位（moral status），而差別地對待有相同道德地位的

甲與乙便是於理不合。種族歧視或者性別歧視便是這種
不合理的情況。

　　何謂恰當的尊重亦會隨著對象的道德地位有所不同
而改變。例如，尊重人的方式是不要隨意支使或甚傷害
別人以至嘗試理解對方的意願與想法等等，而尊重一件
無意識的物件則無須理會它當下的意願，只要盡量不浪
費地使用它便可。醫療的研究或訓練時常會使用到人死
後捐贈出來的屍體。尊重這些屍體的方式並非禁止人使
用，反而是要恰當地使用它們。同樣道理亦可以見於對
待其他事物的方式與態度。道德要求人關心不同東西之
間的重要差異，然後以相應的方式或態度去對待不同的
東西。

胚胎可能有哪些道德上重要的特徵？

　　以下我們考慮一下精子、卵子與胚胎可能有哪些道
德上重要的特徵：

1. 有生命的東西

　　生命是神秘以至神聖的想法植根於不同的文化與宗教。由此而來的一個説法是，生命是神聖的，於是我們不應該隨意傷害或者破壞生命。生殖科技使用的精子、卵子與胚胎無疑都是有生命的有機體，所以危害它們的行為是錯誤的。然而，自從現代科學發現病毒與細菌皆是活生生的有機體之後，這個想法便難以站穩住腳。否則我們便要面對「不應該消毒與殺菌」的荒謬結論。由此可見，平常人的道德並不會對所有生命都一視同仁。問題是要如何排列不同生命的道德地位才合理。

　　我們可以考慮一下與人十分親近的寵物。不時有人提出家居寵物犬與在農場供人食用的家畜其實沒有很大的分別。如果以道德理由禁止人吃狗肉，那麼同樣亦應該禁止人吃豬、牛、羊等肉類。反過來，如果我們可以吃豬、牛、羊的話，那麼同樣我們亦理應可以吃狗肉。據説香港的法例當年主要顧慮瘋狗症的衛生問題而禁止

吃狗肉，然而豬可以爆發豬瘟，牛也可以爆發瘋牛症，原則上衛生問題不能夠完全合理地解釋狗與其他家畜之間的差別對待。除了部分人開始意識到動物的道德地位相同因而投向素食主義之外，現代人還多數會訴諸寵物與人之間充滿感情的親密關係來支持禁吃狗肉的政策。

2. 人的身份——社群認同、基因

無疑，在母親體內的胚胎與母親有非常親密的關係，家人以至周遭的社區一般都會對未來的新成員感到喜悅與期盼。胚胎於是與人有特殊的親密關係。透過人與社群的認同，母親體內的胚胎有了特殊的身份。可以想像有人會因此而提出它們值得受到我們特殊的對待，甚至可能因而提倡禁止生殖科技的使用。

然而，第一，捐贈出來在體外的胚胎與在母親體內孕育成長的胚胎不同，前者明顯比較遠離人的身體並且未有依賴母親的滋養。第二，生殖科技的本質在於幫助

人生育下一代，為社群帶來新生命，原則上帶來更多胚胎與人的親密關係。不育的痛苦在於切斷人擁有與下一代享受親密聯繫的可能，而生殖科技正正是想要解決這個噩耗。因此我們似乎可以回應說，生殖科技使用人的胚胎可以成就更大的善。第三，個人或者社群對於某類東西或人的特殊情感未必能夠為行為的道德規範提供理由。例如有人很喜愛毛公仔卻不表示其他人因此就不應該棄置它們，或者社會很愛某種膚色的人卻不表示那種膚色的人應該受到特殊的對待。

有人可能會說精子、卵子與胚胎帶有人的基因，因此生理上擁有人的身份。不過，人的毛髮、皮屑甚至排泄物亦帶有人的基因，卻沒有人會因而禁止使用、操縱、改造或者棄置它們。有人可能會進一步說，胚胎與所有其他細胞都不一樣，因為其帶有的基因是精子與卵子結合而成的完整編碼，它可以發展成一個獨立的新人。這種說法亦可以合理地將精子或卵子的地位與受精卵或胚胎的地位區分開來。未結合的精子與卵子沒有完

整獨立的新人基因編碼，因此為了避孕而殺死分開的精子與卵子沒有問題。可是，受精卵或者胚胎已經有了一個完整獨立的新人編碼，於是生理上就等於擁有新人的身份。所以我們不可以隨意使用或者傷害受精卵或者胚胎。這種看法面對的問題是受精卵或者初期的胚胎還未有穩定得足以成為一個獨立的個體，它們除了可能無法繼續成長之外，還有可能會再分裂成雙胞胎甚至多胞胎。受精卵或者初期的胚胎充其量只有一個成為人的潛能，而未有一個確定的身份。

3. 成為人的潛能

精子、卵子與胚胎皆有成為人的潛能或者可能性。當我們談及某個東西有沒有潛能或者可能成為另一樣東西，我們經常會將該潛能或者可能性看成一樣內在於那個東西的性質。我們可能因而會被自己使用的言語所誤導。其實一樣東西有沒有可能成為人，可以隨著科技及醫療發展，甚至地區醫療設備的質素而改變。舉例說，

如果科技能將單獨的人類細胞例如幹細胞改造成胚胎，那麼不同種類的人類細胞亦會因科技進步而擁有成為人的可能。又假若甲地與乙地的醫療設施與衛生情況相差極大，即使原本同一質素的胚胎在甲地有可能成為人，但到了乙地卻可以完全沒有。成為某種東西的可能或者潛能並不完全只是一種東西的內部性質，科技與社會等外在因素亦有重大的影響。

一方面，若果我們以某東西有可能成為人來決定其道德地位，那麼我們似乎會面對一種難以接受的結果：發達國家的胚胎與胎兒會比貧窮國家的道德地位要高，因為發達國家的種種條件都更有利其胚胎與胎兒生長成人。這種想法惹人反感。反感的理由其一可能是因為不同地方的胚胎與胎兒有不同道德地位的想法，不免讓人聯想起種族優越的思想。其二可能是，如果某國家的胚胎與胎兒道德地位比其他國家更高，是否表示其胚胎與胎兒理應得到比其他國家更佳的待遇？

　　另一方面，若果我們以某東西有沒有可能成為人的截然二分決定其道德地位，而並非其有多大的機率可成為人之分來決定，那麼精子、卵子甚至更多種類的人類細胞（視乎科技發展的程度）亦有與胚胎一樣的道德地位。如果我們禁止生殖科技使用胚胎，我們便要以同樣的理由來禁止精子、卵子甚至其他人類細胞的科學研究。如果我們因為胚胎有成為人的潛能而認為棄置胚胎是殺人，那麼避孕亦如是，甚至因治療需要而割除人體腫瘤的手術亦如是。

　　不少人嘗試對不同種類的潛能或者可能性提出更加仔細的區分，例如訴諸希臘哲學家亞里士多德（Aristotle）的積極與消極潛能之分。這區分並不簡單，當代學者對如何界定積極與消極潛能也沒有統一的看法，但它的要旨可以用於指出生命體的積極活力。舉例而言，如果某個東西不需要外加的幫助如人工機械的干預便可以維持活動，那麼那個東西便算有積極生活的潛能，否則便只

有依賴人工機械維持生活的消極潛能。有人提出胚胎只要在某程度上有新陳代謝的作用，即使它在母親體外亦仍然算有積極生活的潛能。不過我們難以看見為何病毒與細菌沒有同等甚至更強的積極生活的潛能。若果我們堅持要以更專門、更特設的術語來進一步界定何謂積極生活的潛能，可能反而使人難以理解這項潛能本身的客觀價值，或是讓人懷疑這只是以專門術語來包裝既有的想法。

想一想？

- 你認為生命是由什麼時候開始？

- 假如「十四天」是一條生命潛能分界線，你認為（一）棄置三個月大的胚胎，或（二）墮胎是否有殺人之嫌？ 試舉證說明之。

- 有科學家於實驗中試圖結合人類與動物胚胎，於倫理上可取嗎？ 試說明你的立場。

- 人工生殖科技的原意只是為解決不育的問題，但是剩餘的胚胎卻可以在許多新的科學研究上使用，甚至設計和改造人類基因。有人因而擔心任何操控生命的創新科技都是一把「雙刃劍」，你同意嗎？ 怎樣可以控制生命科技的創新發展，不讓它失控？

- 在現行法例下，以「胎兒生存能力」制定對墮胎法律，限制二十四週後的人工流產醫療程序。使用同樣的界限，香港醫學界視任何胎兒二十四週後出生而未有生命跡象的夭折胎兒為「非活產嬰兒」，醫生可簽發「嬰兒非活產證明書」辦理死亡登記。而不足二十四週夭折的流產胎兒則不視為「人」，不得獲發死亡證。即使父母領回遺體，由於未能取得

想一想？

死亡證、火葬許可證等文件，機構也未能安排殯葬服務。不被領回的流產胎兒有可能被視為醫療廢物並棄置於堆填區。你認為這是一個合情合理的做法嗎？試舉例說明。

生命倫理專題：
人工生殖科技

下

編者	區結成醫生
作者	顏妙融、江萬琪
總編輯	葉海旋
編輯	麥翠珏、黃秋婷
助理編輯	葉柔柔
書籍設計	Tsuiyip@TakeEverythingEasy Design Studio
封面圖片	www.123rf.com

出版	花千樹出版有限公司
地址	九龍深水埗元州街 290-296 號 1104 室
電郵	info@arcadiapress.com.hk
網址	www.arcadiapress.com.hk

印刷	美雅印刷製本有限公司
初版	2021 年 6 月
ISBN	978-988-8484-54-6